HEYNE <

Meinen Freundinnen Joanna Francis
und Joanna Codrai gewidmet,
zwei der resilientesten (und großartigsten)
Menschen, die ich kenne.

Cheryl Rickman

Das kleine Buch der inneren Stärke

Die besten Übungen für Resilienz und Zuversicht

Aus dem Englischen übersetzt
von Karin Weingart

WILHELM HEYNE VERLAG
MÜNCHEN

Die Originalausgabe erschien 2019 unter dem Titel *The Little Book of Resilience* bei Gaia Books, einem Imprint von Octopus Publishing Group Ltd, Carmelite House, 50 Victoria Embankment, EC4Y 0DZ, England.

FSC
www.fsc.org
MIX
Aus verantwortungsvollen Quellen
FSC® C005833

Verlagsgruppe Random House FSC® N001967

Taschenbucherstausgabe 08/2020

Redaktion: Dr. Diane Zilliges
Umschlaggestaltung: Guter Punkt, München, unter Verwendung von Motiven von © odina222/GettyImages (Baum) und © The hungy JPEG (Blumen)
Designer and Illustrator: Abigail Read
Herstellung: Helga Schörnig
Satz: Vornehm Mediengestaltung GmbH, München
Druck und Bindung: Těšínská Tiskárna, Český Těšín
ISBN 978-3-453-70397-1
www.heyne.de

Inhalt

Einführung

Das Leben bettet uns nicht auf Rosen. Irgendwas ist täglich, und Schwierigkeiten haben wir alle – große und kleine. Manche Widrigkeiten sind ebenso universell wie unvermeidbar. Einige, etwa schlimme Verluste, tragische Krankheiten, irreversible Verletzungen, scheinen aussichtslos. Andere – Ablehnung, Scheidung, Scheitern – wirken nicht ganz so dramatisch.

Mit einigen rechnen wir, andere treffen uns aus heiterem Himmel. So oder so, Härten machen traurig oder depressiv, sie schockieren, enttäuschen. Und manchmal sind es auch gar nicht die großen Nöte, mit denen wir uns herumschlagen, sondern die Mühen des Alltags, die uns so zusetzen.

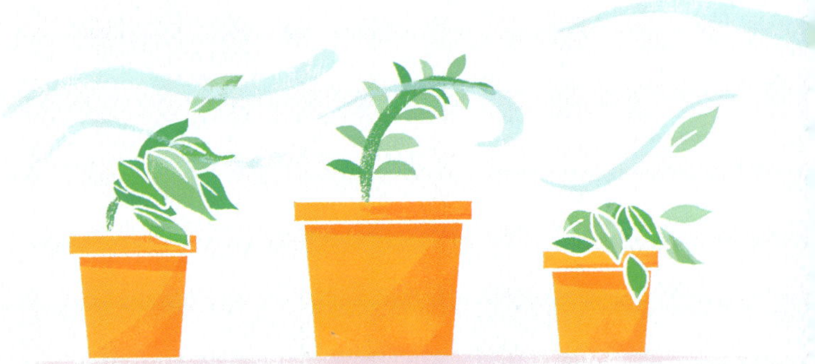

Angesichts einer Herausforderung fragt sich: Was fangen wir damit an? Wie reagieren wir auf einen vernichtenden Schlag? Wie verkraften wir ihn und halten durch? Können wir noch mal der oder die »Alte« werden? Je wieder glücklich sein? Und wenn ja: wie? Wie kommen wir auf die Füße, wenn sich das Leben scheinbar unwiederbringlich verändert? Und wie reagieren wir am besten, wenn uns die täglichen Belastungen schier überwältigen?

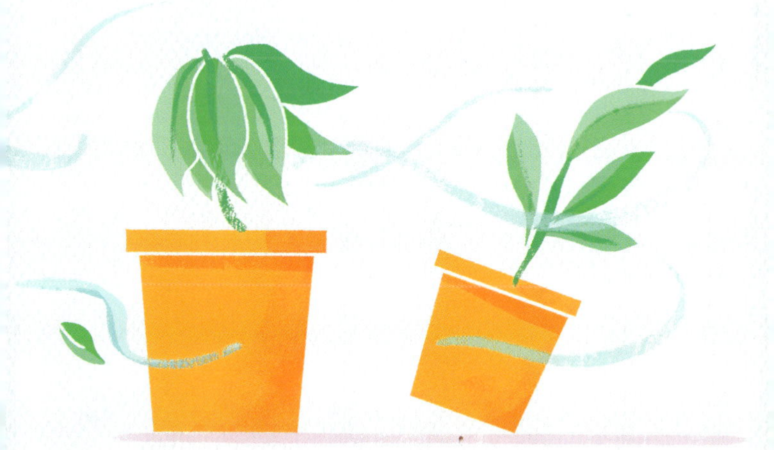

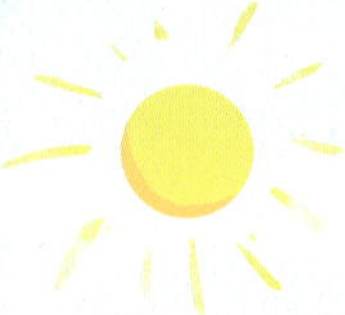

Die gute Nachricht: Selbst in größter Düsternis können wir lernen, zu hoffen und klarzukommen, auch wenn alles verloren scheint. Denn der Lauf des Lebens wird davon geprägt, wie wir auf die Dinge *reagieren*, die uns zustoßen. Das heißt: Was es auch sein mag, wir können alles verkraften.

Wir Menschen verfügen über die Fähigkeit, Widrigkeiten wegzustecken und weiterhin zu gedeihen. In diesem Buch betrachten wir die Schritte, die dafür nötig sind, sowie Tools und Techniken, mit denen wir die unerwarteten Nackenschläge des Lebens meistern können, wie groß und unüberwindlich sie auch wirken mögen. Zudem beschäftigen wir uns mit dem posttraumatischen Wachstum und der Frage, wie wir gerade *wegen* einer schwierigen Erfahrung zu mehr Erfüllung und größerer Stärke finden können und nicht *trotz* ihrer.

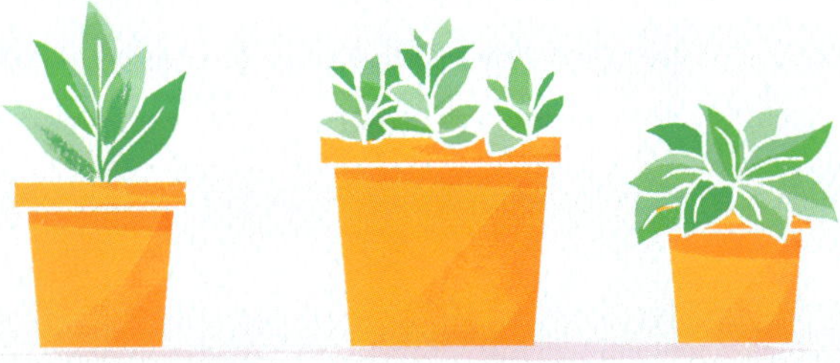

Schwierigkeiten sind weit verbreitet, eine Tragödie dagegen erlebt nicht jeder. Doch Resilienz können wir unabhängig davon entwickeln, was wir erlebt oder nicht erlebt haben. Und auch schon lange bevor etwas Schlimmes passiert. Denn wir brauchen sie auch für den Umgang mit unseren Alltagsproblemen.

Ja, wir alle benötigen Widerstandskraft. Nicht nur für den harten Tobak des Lebens, sondern auch um zufriedener zu werden und unsere Leistungsfähigkeit zu steigern. Fünfzig Jahre Forschung haben ergeben: Unsere Resilienz – also unsere Widerstandskraft und innere Stärke – trägt erheblich zu Lebensglück und Erfolg bei.

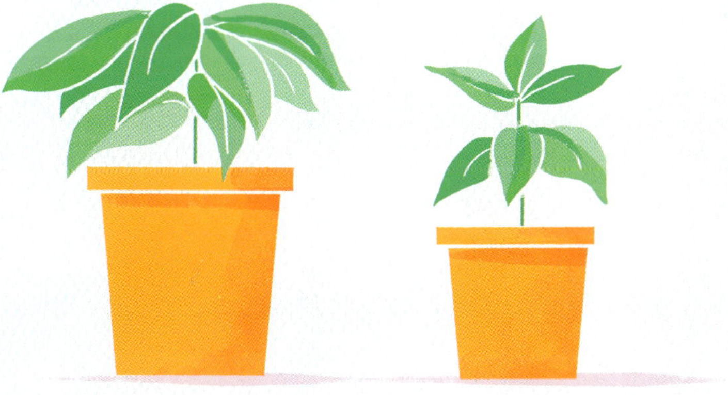

Was immer Sie erlebt haben oder noch erleben und wie belastend es auch sein mag: Sie sind nicht allein. Und das ist wichtig. Wir Menschen hängen da alle gemeinsam mit drin.

Dieses Buch soll dazu beitragen, dass wir unsere universellen Widrigkeitserfahrungen nutzen, um einander zu helfen, besser zu reagieren, wieder zu heilen und neu aufzustehen.

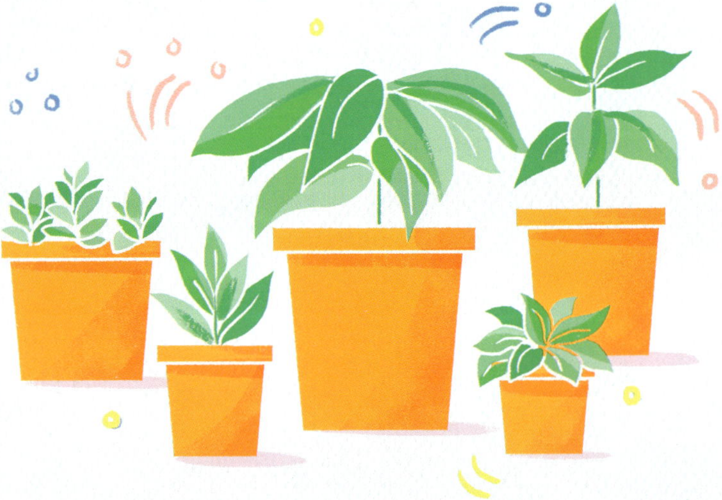

1. Was ist Resilienz?

»Nun, da meine Scheune abgebrannt ist, kann ich den Mond sehen.«

MIZUTA MASAHIDE, JAPANISCHER DICHTER UND SAMURAI AUS DEM 17. JAHRHUNDERT

Innere Stärke entwickeln

Das Leben ist eine Reise. Die Straße ist ziemlich uneben und die unvermeidlichen Windungen und Wendungen, Hochs und Tiefs sind durchaus in der Lage, uns aus dem Tritt zu bringen.

Resilienz ist unser Motor.

Innere Stärke hilft uns, bei der Stange zu bleiben und auch im dicksten Matsch, auf dem sandigsten Pfad noch voranzukommen, statt aufzugeben oder in die Irre zu gehen.

Gut reagieren

Wie wir mit den Härten und Schwierigkeiten klarkommen, denen wir auf dem Weg begegnen, bestimmt, wie resilient wir sind. Und unser Umgang mit den Hindernissen entscheidet darüber, ob wir in der Lage sind, die Reise zu genießen oder nicht.

Kurz, Resilienz ist die Fähigkeit zurechtzukommen, sie ist unsere Antwort auf Widrigkeiten, unser Wille zu Regenerierung und Neuanfang.

»Inmitten der Schwierigkeiten
liegt die Möglichkeit.«

ALBERT EINSTEIN
ZUGESCHRIEBEN

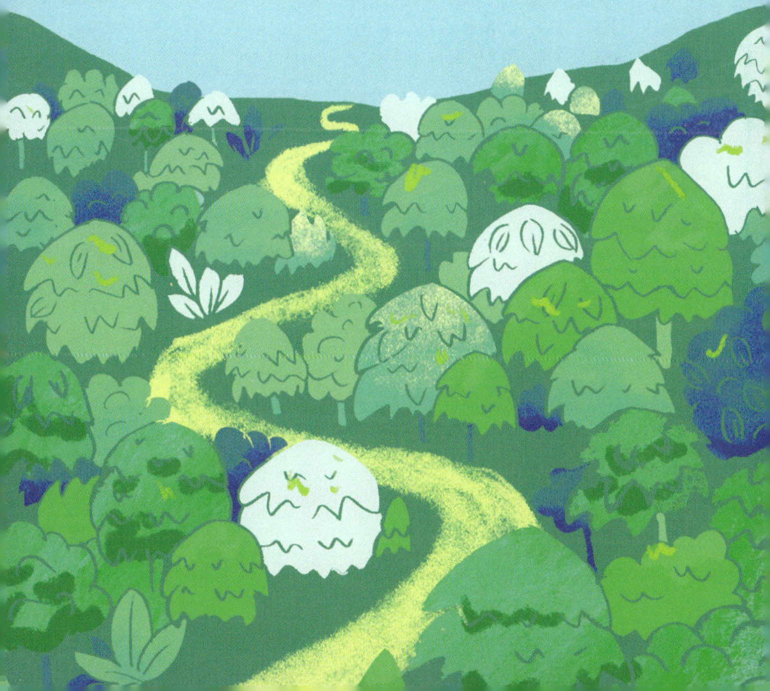

Mühen stärken uns

Je holpriger die Strecke, desto besser werden wir interessanterweise darin, schwierige Wegstrecken zu bewältigen und selbst heftigste Stürme zu überstehen. Je beschwerlicher die Route, desto mehr Übung bekommen wir. Und dass wir Herausforderungen brauchen, um uns optimal entwickeln zu können, gilt als erwiesen.

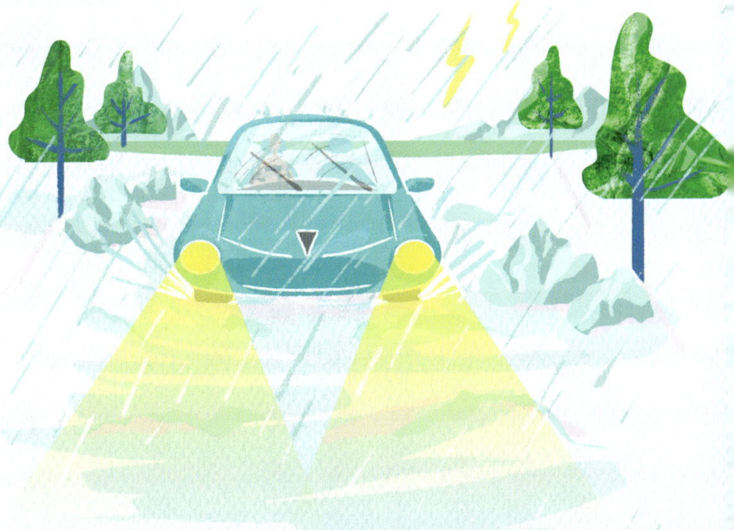

Wir sind in der Lage, aus einer Krise mental stärker als je zuvor hervorzugehen. Physisch funktioniert dieser Prozess so: Wenn wir uns einen Knochen brechen, versucht der Körper, ihn fester zu machen, als er vorher war.

Selbst angesichts eines bedeutenden Traumas mentale und physische Widerstandskraft an den Tag zu legen liegt in unserer Veranlagung. Wir verfügen über die angeborene Fähigkeit, auch die brutalsten Schläge zu verkraften, die uns und den Lauf unseres Lebens ein für alle Mal verändern.

Weniger gut gerüstet sind wir für den Umgang mit den häufiger auftretenden kleinen Stressoren des Alltags. Sie verlangen uns eine andere mentale Zähigkeit ab, eine gewisse Anpassungsfähigkeit und Flexibilität, die sich die meisten von uns (noch) nicht angeeignet haben.

»Schwierigkeiten zeigen dem Menschen, wer er ist.«

EPIKTET

Training für den Geist

Vor den 1970ern galt Resilienz als Charaktereigenschaft, eine Art innere Stärke, die man hatte oder auch nicht. Heute wissen wir glücklicherweise, dass es sich um ein erlernbares Ensemble mentaler Fähigkeiten handelt. Genauso, wie wir im Fitnessstudio die Muskulatur stärken, können wir unsere Resilienz durch Übung und das Ringen um persönliche Meisterschaft verbessern.

Woher wir das wissen? Weil sich beispielsweise Kinder, die schlimme Widrigkeiten zu überwinden hatten, nachgewiesenermaßen zu funktionstüchtigen Erwachsenen entwickeln konnten. Diese Kinder hatten nicht nur Unterstützung, sondern vor allem eine andere Einstellung zu den Schwierigkeiten als die Kinder, die sich weniger positiv entwickelten. Sie passten ihr Verhalten an – und das ist Resilienz. Und sie kommt sowohl aus unserem Inneren als auch von außen.

Über die Widerstandskraft der Kinder entschieden nicht ihre Lebensumstände, sondern wie sie darüber dachten, was sie fühlten und daraufhin als Nächstes taten. Ihre **Gedanken, Gefühle und Handlungen** prägten ihre Resilienz – und damit auch die Freiheit, ihr Leben zu genießen.

Bewusster Umgang

Diese Befunde ermöglichten es den Forschern der Positiven Psychologie, eine Art Lehrplan für Resilienz aufzustellen und zu definieren, wie wir nach einem schlimmen Schlag am besten wieder aufstehen.

Die Wissenschaftler haben herausgefunden, dass Lebensumstände und Genetik nur teilweise bestimmen, wie glücklich wir sind: 40 Prozent unserer Zufriedenheit gehen immerhin auf bewusste Aktivitäten zurück, auf unser **Denken**, **Fühlen** und **Tun**.

Angesichts von Widrigkeiten können wir demnach der Leere der Verzweiflung entgehen oder zumindest die Angst verringern. Durch das Training unserer Gedanken, Gefühle und Handlungen stärken wir unsere Resilienz-Muskulatur. So befreien wir uns aus den Tiefen der Ausweglosigkeit und gelangen ans Licht zurück, zu Hoffnung und vielleicht sogar Lebensfreude.

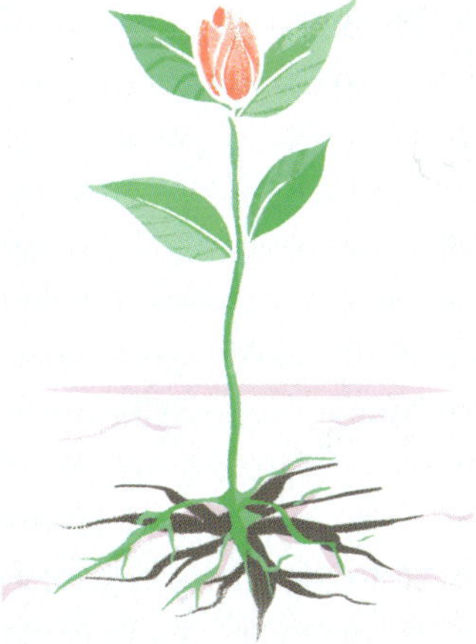

Stärker, als Sie denken

Wie Sheryl Sandberg in ihrem Buch *Option B* schreibt, geht es bei Resilienz nicht um Rückgrat, sondern um die Stärkung der Rückenmuskulatur. Und sie weiß, wovon sie spricht. Nachdem ihr Mann im Mai 2015 urplötzlich verstarb, gelang es ihr, sich und ihre Familie erfolgreich durch die akute Trauer zu navigieren.

Wie stark wir sind, merken wir oft erst, wenn uns keine andere Wahl bleibt, als stark zu sein. Das ist die Reise der Resilienz. Sie führt uns aus Angst und Qual zu Hoffnung und Zufriedenheit. Herzerwärmende Erfahrungen können an die Stelle herzzerreißender treten. Und während wir uns durch die düsteren Passagen der Reise quälen, bauen wir die Muskeln auf, die unser Rückgrat stabilisieren, und werden stärker. Wir alle können lernen, besser klarzukommen, optimistischer zu denken und auf gekonntere Weise zu kämpfen.

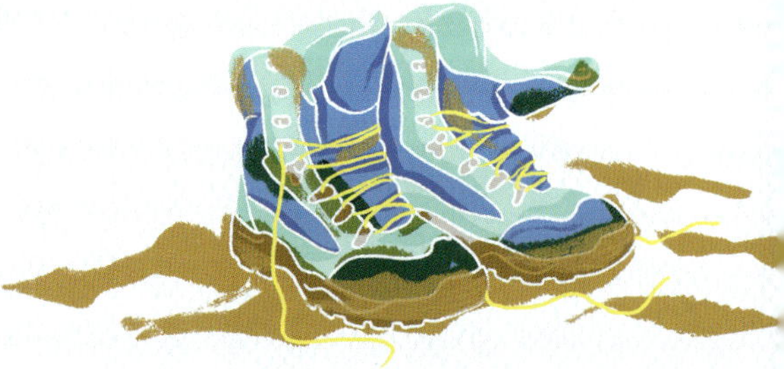

Das Steuer übernehmen

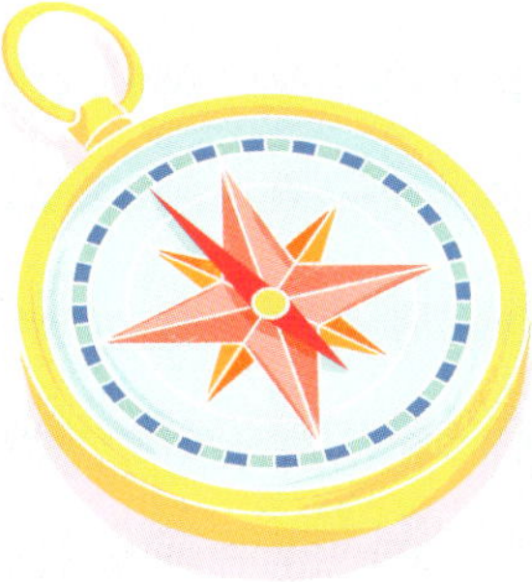

Resilienz heißt nicht, Traurigkeit zu ignorieren oder Stress wegzureden. Vielmehr geht es darum, negative Emotionen zu umschiffen und zu überwinden.

An den Herausforderungen, vor die wir gestellt werden, können wir oft nichts ändern. Was wir aber verändern können, sind wir selbst und unsere Reaktionen auf diese Herausforderungen. Nachdem wir vom Kurs abgekommen sind, verhilft uns Resilienz wieder auf den Fahrersitz unseres Lebens. Sie befähigt uns voranzukommen, die Kontrolle zu übernehmen und den Einfluss der Widrigkeiten auf uns zu minimieren. So können wir die Schwierigkeiten besser überwinden, sie wirksamer verkraften und dankbarer werden für alles, was uns geblieben ist.

Resilienz lässt uns Traurigkeit und Ängste bereitwillig durchleben, damit wir uns schließlich für Hoffnung, Erfüllung und Lebensfreude entscheiden und heilen, aufstehen und wachsen können.

Warum es auf innere Stärke ankommt

Manches wollen wir alle: Glück, Erfolg, Gesundheit, Resilienz. Und eher mehr davon als weniger. Wobei die Resilienz zusätzlich den Vorteil hat, dass sie sich auch auf die drei anderen Posten positiv auswirkt.

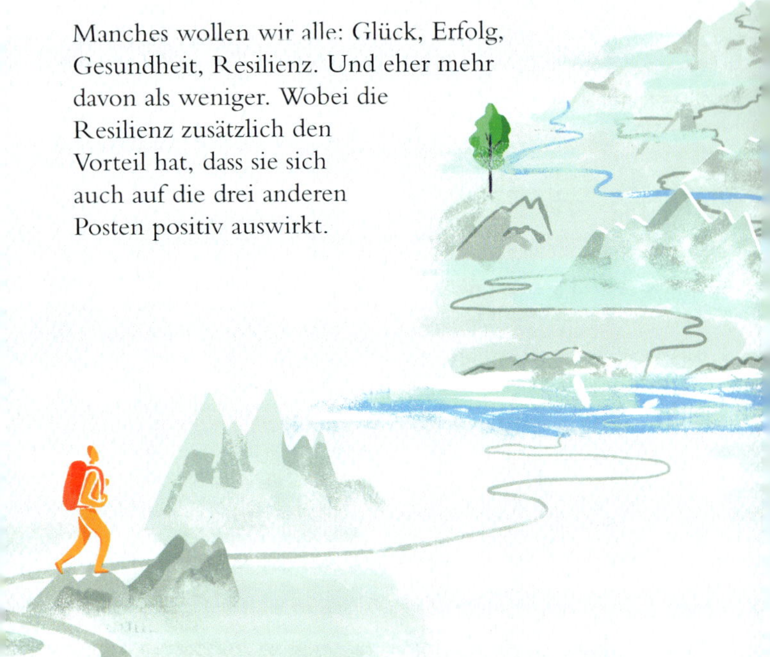

»Auf dem Weg durch die Hölle sollte man einfach immer weitergehen.«

WINSTON CHURCHILL

Resilienz macht uns glücklicher und zufriedener

Innere Stärke reduziert Niedergeschlagenheit und Ängste. Auch macht sie uns glücklicher und zufriedener.

- Wie das *Penn Resilience Programme*, eine Studie zur Prävention von Depression und Ängsten bei Kindern, zeigt, waren die Teilnehmenden weniger ängstlich und weniger niedergeschlagen als die Mitglieder der Kontrollgruppe. Verhaltensprobleme wurden geringer, während Gesundheit, Wohlbefinden und Optimismus selbst Jahre später noch zunahmen.
- Das 2014 bis 2018 in vierunddreißig Schulen Englands getestete *Healthy Minds Curriculum* verbesserte die Lebenszufriedenheit der beteiligten Lehrenden und der Schülerschaft erheblich.
- In ihrem Aufsatz »Psychological Resilience« fassten Mustafa Sarkar und David Fletcher 2013 ihre Forschungsergebnisse zusammen. Demnach haben Menschen mit hoher Resilienz größere Selbstwirksamkeit, sind autonomer, flexibler und kreativer. Auch hatten sie das Gefühl, ihr Leben mehr unter Kontrolle zu haben und kompetenter zu sein als Leute mit geringerer Resilienz. Sie waren optimistischer, bessere Problemlöser und Stressbewältiger. Resilienz ist also ein ganz gewöhnlicher Zauber, der außergewöhnliche Leistungen ermöglicht.

Positivität verstärkt die Resilienz: die Broaden-and-Build-Theorie

Wie die Psychologieprofessorin B. Fredrickson zeigt, helfen positive Emotionen wie Dankbarkeit, Liebe und Ehrfurcht resilienten Menschen, nach einer Krise nicht nur, nicht depressiv zu werden, sondern sogar aufzublühen.

Daraus entwickelte sie ihre Broaden-and-Build-Theorie: Demnach verbessern positive Emotionen unsere kognitiven Fähigkeiten und wirken erweiternd, das heißt sie vergrößern unsere Aufgeschlossenheit für Chancen und Lösungen. (Negative Emotionen dagegen behindern Denk- und Urteilsvermögen.)

Resilienz ist Teil dessen, was Psychologen als »psychisches Kapital« bezeichnen. Die anderen Elemente sind Optimismus, Hoffnung und Selbstwirksamkeit (die Überzeugung, Herausforderungen aus eigener Kraft bewältigen zu können). Wer viel psychisches Kapital hat, ist besser in der Lage, neue Informationen aufzunehmen und sowohl körperliche als auch mentale Stärke zu entwickeln. Auch verbessert es die Fähigkeit, neue Beziehungen zu knüpfen und existierende zu stärken, genau wie es Selbstwertgefühl und Zielorientiertheit erhöht. Unsere Reserven an positiven Emotionen können wir vermehren wie Zahlungsmittel, die wir in guten Zeiten sparen, um sie in harten auszugeben.

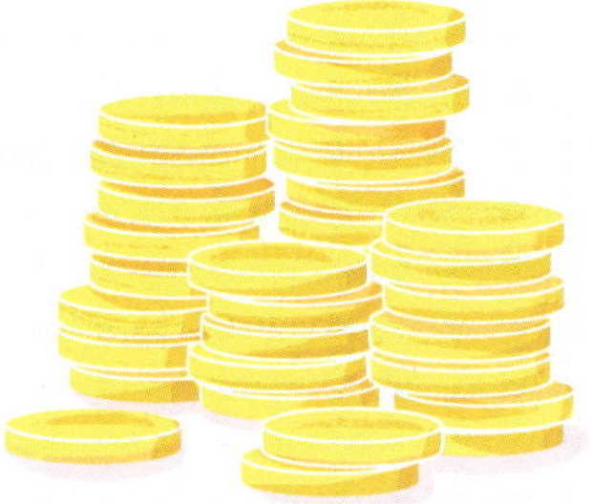

Die Akkumulation positiver Emotionen hilft uns, Widrigkeiten wahrzunehmen, sie zu verarbeiten und zu überlegen, wie wir sie aus dem Weg schaffen können, statt negative Gedanken oder Erfahrungen zu beschönigen und Bedrohungen zu ignorieren.

Studien zeigen, dass Resilienz uns nicht nur in der Lebensführung unterstützt, sondern auch hilft:

- unter Druck die Ruhe zu bewahren.
- Ängste zu reduzieren und besser mit ihnen klarzukommen.
- weniger niedergeschlagen zu sein.
- Probleme leichter zu identifizieren und zu lösen.
- nonverbale Hinweise treffgenau zu interpretieren.
- fest an den künftigen Erfolg zu glauben.
- bessere Entscheidungen zu treffen.

Resilienz hilft beim Treffen besserer Entscheidungen

In einer schwierigen Lebenssituation hilft klares Denken, weise Entscheidungen zu treffen. In turbulenten Zeiten kaprizieren wir uns leicht auf Dinge, die uns ablenken oder betäuben, wie endloses Ferngucken, Alkohol, Drogen. Wir nutzen alles, was einen Ausweg aus unseren Problemen verspricht. Aber wie wir wissen (auch wenn wir uns nicht immer daran halten), entspricht die Flucht vor ihnen einer Kapitulation. Wer sich betäubt, kommt nicht weiter. Resilienz dagegen lässt uns wieder auf dem Fahrersitz Platz nehmen.

Das Gefühl, die Kontrolle zu haben, befähigt uns zur Bewältigung von Trauer, Stress und Ängsten und verleiht uns Risikobereitschaft. Es stärkt unseren Optimismus und hilft, falsche, negative Selbstgespräche und Selbstkritik auszuschalten.

Im krassen Gegensatz zur Betäubung dreht sich bei Resilienz alles um unsere Gefühle, um das Erleben von Schmerz, Scheitern und Verlusten. Es geht darum, hinzufallen und wieder aufzustehen. Darum, sich für Selbstempathie und -akzeptanz zu entscheiden, um die Kontrolle über die negativen Gefühle zu übernehmen und sie zu überwinden.

Resilienz verbessert die Steuerung und Funktionsfähigkeit unserer Emotionen

Traurigkeit und Zorn sind durchaus gesunde Emotionen. Indem sie uns zum Weinen oder in Rage bringen, bewirken sie die Freisetzung von Stresshormonen wie Cortisol. Manchmal aber bleibt man in einer Emotion hängen – oder auch in Sorgen. Diese können zu Ängsten führen, die uns daran hindern, das Problem zu lösen, das die Sorgen ausgelöst hat. Und wer in seiner Traurigkeit gefangen ist, kann nicht voll am Leben teilnehmen.

Ist der emotionale, irrationale Teil des Hirns sehr aktiv, verzieht sich die Logik auf den Rücksitz. Solange wir sie empfinden, ausdrücken und hinter uns lassen, sind alle Emotionen vollkommen natürlich und hilfreich. Bleiben wir aber in einer Emotion stecken, verringern sich unsere kognitiven Fähigkeiten und unsere Funktionstüchtigkeit.

Indem wir resilienter werden, also etwa lernen, unseren Gedanken zeitnah zu widersprechen und das Gesamtbild zu sehen oder uns mithilfe des Atems zu beruhigen (Kapitel 3), können wir unsere Emotionen durchleben und auf unserem Weg bleiben.

Resilienz stärkt das Durchhaltevermögen

Unsere Erfolgschancen werden von Resilienz auch dadurch gestärkt, dass sie unsere Beharrlichkeit fördert.

Denn Resilienz ist nicht zuletzt deshalb so wichtig, weil sie uns beim Aufstehen hilft – sowohl bei der Überwindung eines Hindernisses als auch bei der vollen Realisierung unseres Potenzials. So generiert sie jenes Wohlbefinden, das mit dem Erreichen von Leistungen einhergeht.

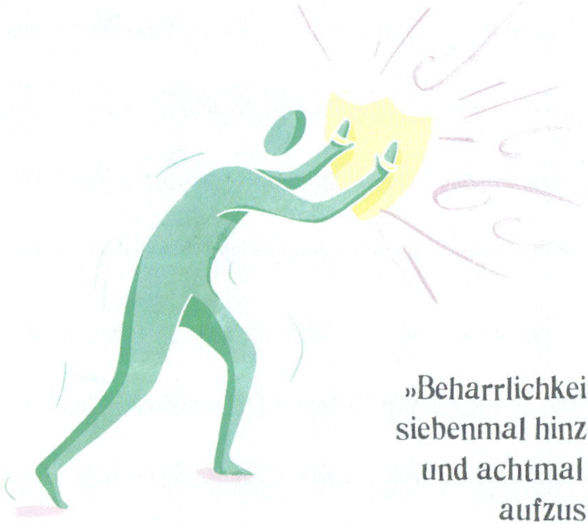

»Beharrlichkeit heißt, siebenmal hinzufallen und achtmal wieder aufzustehen.«

ANGELA DUCKWORTH

Fünf Möglichkeiten, Charakter- und Durchhaltevermögen zu verbessern:

- **Sich selbst herausfordern.** Nehmen Sie sich täglich etwas mehr vor, um Ihre bisherigen Fähigkeiten zu verbessern.
- **Durchhalten, statt aufgeben.** Wann immer Sie sich dafür entscheiden, werden Sie gleich zweifach belohnt: Sie erreichen ein Ziel und beweisen, was Sie draufhaben.
- **Neues ausprobieren.** Dies stärkt die Toleranz gegenüber Ungewissheit und zeigt, dass mit ihr das Mögliche und Machbare einhergeht.
- **Schwierige Aufgaben in kleinen Dosen erledigen.** Setzen Sie sie an die Spitze Ihrer Prioritätenliste und unterteilen Sie sie in kleine Portionen, die Sie nach und nach abarbeiten.
- **Finden Sie alternative Möglichkeiten, Ihre Ziele zu erreichen.** Wollen Sie etwa fitter werden und mehr Zeit mit Freunden verbringen, synchronisieren sie diese Vorhaben, indem Sie Radtouren mit Ihren Freunden machen. Sie wollen eine neue Sprache lernen und fitter werden, können sich aber die Kursgebühren nicht leisten? Besorgen Sie sich ein Audiobook und hören Sie es beim Walken.

Resilienz macht uns stärker

Widrigkeiten geben uns Gelegenheit zum Trainieren unserer Resilienz-Muskulatur. Je mehr Übung Rennfahrer haben, desto besser beherrschen sie die Strecke. Ähnlich ist es auch mit der Resilienz: Je öfter wir uns Herausforderungen stellen, desto erfolgreicher bewältigen wir das Leben.

Forschungen haben 2010 ergeben, dass wir von Herausforderungen profitieren: Genau wie Muskeln stärker werden, wenn wir sie benutzen, wird auch der Geist umso stärker, je mehr wir unsere Resilienz einsetzen.

Das Wissen, dass wir mit jeder Herausforderung kräftiger werden können, macht uns stark. Es kann uns befähigen, selbst in schwierigsten Zeiten die gesamte Schönheit des Seins zu erfahren und unsere einzigartige Lebensreise zu genießen.

Stress, Trauer, Angst und Depressionen schwächen oft. Doch die Fähigkeiten der Resilienz können uns aus diesen Befindlichkeiten heraushelfen wie einem Schmetterling aus seinem Kokon. Über dieses Wachstumspotenzial verfügen wir alle. (Mehr über posttraumatisches Wachstum in Kapitel 4.)

2. Reagieren

»Für alle negativen Erlebnisse ist das Hirn wie Klettband, wie Teflon aber für alles Positive.«

RICK HANSON, NEUROWISSENSCHAFTLER

Warum unser Denken von Bedeutung ist

Der renommierte Psychologe Chris Peterson beschrieb Resilienz einmal als unsere Fähigkeit, »gut zu kämpfen«. Wie aber fühlt sich das eigentlich an? Nun, resiliente Menschen sind eher hoffnungsfroh als pessimistisch. Sie neigen dazu, Dinge zu akzeptieren, die sie nicht ändern können, und alles zu verändern, was zu verändern in ihrer Macht steht. Auch empfinden sie sich statt als unfähig eher als kompetent.

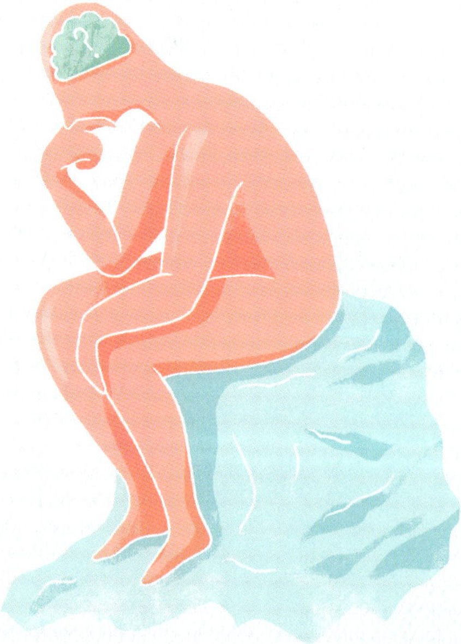

Im Grunde geht es vor allem um Wahrnehmung und Reaktion. Wer also Resilienz aufbauen möchte, um sich anders zu fühlen, muss anfangen, anders zu denken.

Unser Negativitätsbias

Die Positivität liegt uns Menschen im Blut, konditioniert sind wir jedoch auf Negativität. Denn wir verfügen über einen quasi eingebauten Negativitätsbias. Was Neurowissenschaftlern zufolge bedeutet, dass wir dazu neigen, uns eher auf negative Kommentare, Situationen oder Ereignisse zu konzentrieren – und auch stärker auf solche zu reagieren.

In Zeiten, in denen noch hinter jeder Ecke ein Säbelzahntiger lauern konnte, leistete uns ein kritisches, umsichtiges, beurteilendes Denken beste Dienste. Denn wer Blätterrascheln vernahm, tat gut daran, vom Schlechtesten auszugehen und vor der Gefahr zu flüchten, statt voller Optimismus ins Elend zu rennen. Heute ist eine derart vorsichtige, pessimistische Denke jedoch nicht mehr ganz so hilfreich.

Aber ist nicht unser Tun viel wichtiger als unser Denken? Schließlich sind Gedanken ja nur Gedanken und keine Fakten, also dürften sie doch kaum eine Rolle spielen … oder?

Bringen Gedanken die Überzeugungen hervor, auf denen das Verhalten beruht?

Natürlich ist unser Tun wichtig, aber Gedanken, Überzeugungen, Gefühle und Handlungen sind eng miteinander verbunden. Im Grunde erschaffen Gedanken Überzeugungen, die wiederum bestimmen, wie wir Umstände wahrnehmen und auf sie reagieren. Wann immer wir einen Gedanken wiederholen, feuern Neuronen und erschaffen Nervenbahnen als Träger von Überzeugungen. Diese veranlassen uns zu bestimmten Verhaltens- und Reaktionsweisen. So werden Gedanken zu Überzeugungen, die unser Verhalten prägen. Deshalb hat unser Denken größten Einfluss auf unser (Re-)Agieren. Überzeugungen definieren unser Tun.

Falls Sie meinen, Sie könnten nicht kochen, werden Sie es wohl auch kaum üben. Versuchen Sie es dann doch einmal, sind Sie mit dem Ergebnis vermutlich unzufrieden, weil Sie sich nicht bemüht haben, Ihre Leistungen zu verbessern. So wird Ihre Überzeugung, nicht kochen zu können, zu einer sich selbst erfüllenden Prophezeiung, die beweist, dass Sie recht haben, und Ihre Überzeugung verfestigt.

Halten Sie Kochen dagegen für eine erlernbare Fähigkeit und denken: »Noch kann ich es nicht so gut«, werden Sie sich darin vermutlich verbessern wollen und mit der Zeit Erfolg haben.

Deshalb sind Menschen mit einem auf Wachstum orientierten Denken resilienter als solche mit einem »Fixed Mindset«. Statt zu verallgemeinern und alles auf sich zu beziehen (»Ich kann einfach nicht kochen, ich kriege *nie* was hin«), ordnen sie Misserfolge bestimmten Ereignissen zu (»*Dieses Gericht* ist mir misslungen«). Im Scheitern sehen sie eine Chance zu wachsen und zu lernen und sind überzeugt, sich verbessern zu können.

Zum Glück sind unsere neuronalen Netze nicht fix. Aufgrund der Neuroplastizität können wir unser Denken und damit auch unsere Überzeugungen verändern (ebenso wie unsere daraus folgenden Reaktionen und Aktionen, siehe auch Kapitel 3).

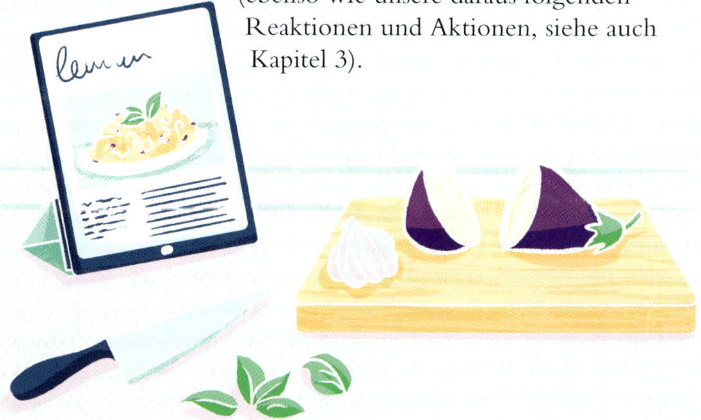

Gibt Ihnen das Leben Zitronen, machen Sie doch Limonade daraus!

Wer Fehler als Lernchance sieht, stressige Zeiten als Bewährungsprobe und in Hindernissen Möglichkeiten der Selbsterkenntnis, kann in schwierigen Phasen wichtige Einsichten gewinnen und im Schlechten auch Gutes finden.

Durch die freie Wahl unserer Reaktionen können wir alle Erfahrungen wertschätzen, angenehme wie eher unschöne.

Fehler etwa können uns zu Wissen verhelfen, das uns vielleicht immer fehlen würde, hätten wir sie nicht gemacht. Wer Fehler als Lernchance sieht, nimmt sie sich auch weniger übel.

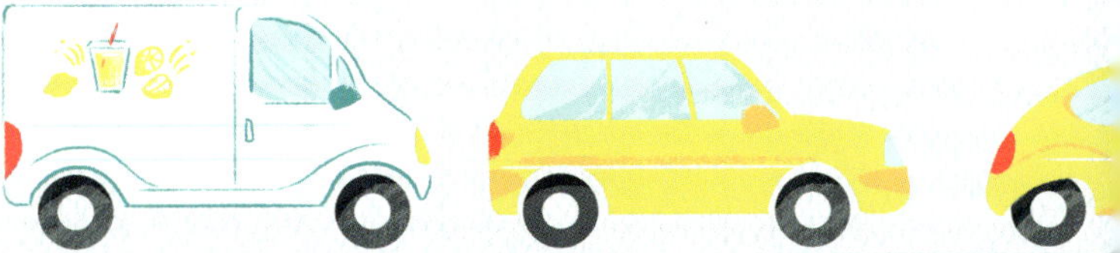

- Überlegen Sie, was Sie aus Widrigkeiten schon alles gelernt haben. Inwiefern konnten Sie für die Zukunft von früheren Fehlern profitieren?

- Angenommen Sie sind schon zu spät und bleiben jetzt auch noch im Stau stecken. An der Situation selbst können Sie nichts ändern, wohl aber an Ihrer Reaktion. Ob Sie in Stress geraten, schimpfen und hupen oder ob Sie lieber tief durchatmen, Ihrer Verabredung schreiben und beim Warten ein Hörbuch hören – der Verkehr bleibt so stockend, wie er ist. Die erste Reaktionsmöglichkeit stachelt Sie an und verdirbt Ihnen die Stimmung. Die zweite beruhigt und gibt Ihnen die Kontrolle zurück. Sie befähigt Sie, das Beste aus diesen freien Minuten zu machen, die Sie allein dem Stau verdanken.

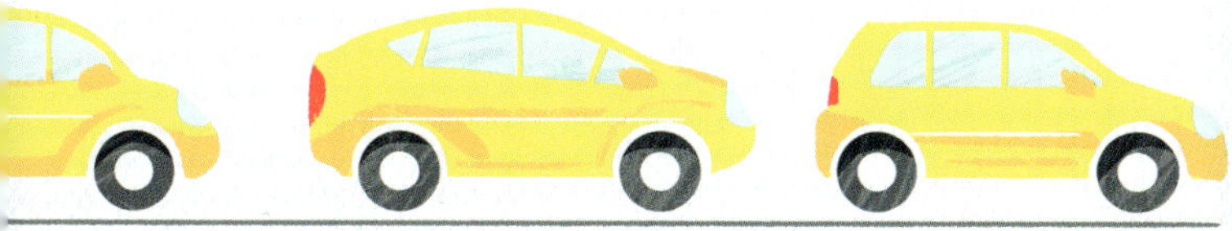

Reaktionen werden von Wahrnehmungen geleitet

Wie gut wir auf Widrigkeiten reagieren, uns davon erholen und anschließend wieder aufstehen, geht oft darauf zurück, wie wir die Herausforderung selbst wahrnehmen. Der Resilienz-Expertin Karen Reivich zufolge können wir unsere Widerstandskraft stärken, indem wir unser Denken über Ärgernisse verändern.

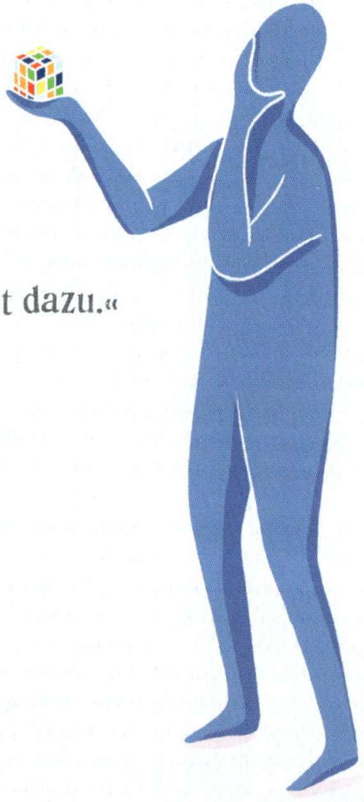

»An sich ist nichts weder gut noch böse.
Das Denken macht es erst dazu.«

WILLIAM SHAKESPEARE, HAMLET

Erklärungsstil und Kausalanalyse: Warum Dinge geschehen

Wie wir uns erklären, WAS geschieht (Interpretation), WARUM es geschieht (Attribution) und was wohl ALS NÄCHSTES geschieht (Erwartung), sagt in punkto Resilienz viel über unsere Weltanschauung aus.

Wie wir uns gewöhnlich erklären, warum uns Gutes oder Schlechtes passiert – also die Gründe oder Ursachen für Niederlagen oder Erfolge –, wird »Erklärungsstil« genannt. Dieser ist zum Glück erlernt (wie erlernte Hilflosigkeit und erlernter Optimismus), das heißt: Er lässt sich verändern.

Das Ziel eines veränderten Erklärungsstils besteht in der Aneignung eines flexibleren, akkurateren Denkens und – ganz entscheidend für Resilienz – im Übergang von erlernter Hilflosigkeit zu erlerntem Optimismus. Ein notorisch unzutreffendes Denken ist schließlich nie dienlich.

Die drei Ps, die die Regenerierung hemmen oder ermöglichen

Warum etwas geschieht, erklären sich Optimisten und Pessimisten unterschiedlich. Infolgedessen lassen sich Optimisten nicht so leicht unterkriegen und bleiben bei Erfolg hochmotiviert, während Pessimisten unter Druck oft einbrechen und Erfolg für zufälliges Glück halten.

Nach dreißig Jahren Forschung entdeckte Martin Seligman die »drei Ps« des Erklärungsstils – **p**ersönlich, **p**ermanent und **p**ervasiv (durchdringend). Mit der Überzeugung, etwas sei unsere Schuld (persönlich), bleibe immer so (permanent) und/oder betreffe alle Bereiche unseres Lebens (pervasiv), können diese drei Ps unsere Genesung nach einer Niederlage hemmen (siehe Beispiele auf folgender Seite).

Sollten Sie gegenwärtig eher zu Pessimismus neigen, erinnern Sie sich, dass Sie dies durch ein Neuausrichten und die Kultivierung eines optimistischeren Denkens verändern können. Sobald wir erkennen, dass Härten nicht unsere Schuld sind, nie auf alle Lebensbereiche übergreifen und nicht ewig anhalten, kommen wir mit Herausforderungen besser klar. Und können besser kämpfen.

Pessimistisch Denkende	Optimistisch Denkende
sehen Niederlagen eher als	**sehen Niederlagen eher als**
ihre Schuld, ihren Fehler (persönlich: Ursache sind innere Faktoren)	*nicht allein ihren Fehler (Ursache sind äußere Faktoren)*
dauerhaft (permanent)	*dicht dauerhaft (vorübergehend)*
alles, was sie tun, durchdringend (pervasiv und global)	*spezifisch und auf bestimmte Umstände zurückgehend (lokal)*
Erfolge sehen sie dagegen eher als	**Erfolge sehen sie dagegen eher als**
vollkommen zufällig, reine Glückssache (Ursache sind äußere Faktoren)	*ihr Verdienst und Ergebnis harter Arbeit und großer Mühe (persönlich: Ursachen sind innere Faktoren)*
vorübergehend (zeitlich begrenzt)	*dauerhaft und nachhaltig (permanent)*
spezifisch und auf bestimmte Umstände zurückgehend (lokal)	*wahrscheinlich auf andere Lebensbereiche übergreifend (pervasiv und global)*

Wissen, was wir steuern können und was nicht

Zu wissen, was sich von uns kontrollieren und steuern lässt und was nicht, ist für ein resilientes Denken entscheidend. Steuern können Sie etwa Ihre Ziele und Anstrengungen, Ihr Verhalten, mit wem Sie Ihre Zeit verbringen, Ihre Selbstfürsorge sowie Ihr Denken und Handeln. Keine Kontrolle haben Sie dagegen über das, was andere sagen, denken oder tun, über frühere Fehler sowie die äußeren Umstände und Situationen, in die Sie geraten.

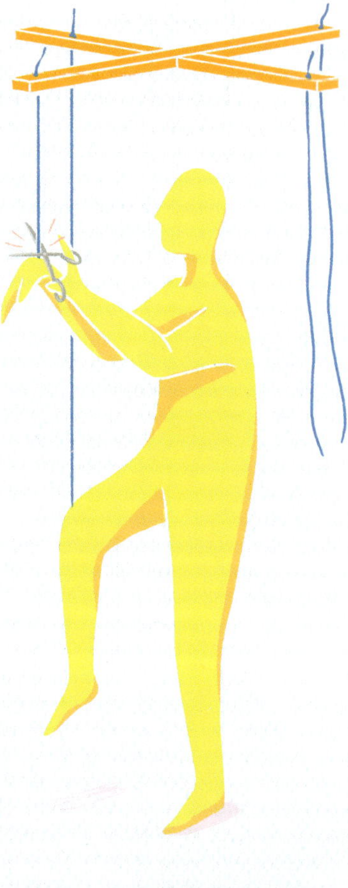

Die sieben Faktoren der Resilienz

Karen Reivich und Andrew Shatté, den Autoren von *The Resilence Factor*, zufolge, haben wir alle einen messbaren Resilienzquotienten. Anhand ihrer sieben Faktoren der Resilienz, von denen sich jeder ausbauen lässt, können wir unsere Denkweise bestimmen.

Diese sieben Faktoren der Resilienz sind im Einzelnen:

1. **Emotionsregulation** (die Fähigkeit, unter Druck die Ruhe zu bewahren).

2. **Impulskontrolle** (die Fähigkeit, das Verhalten zu steuern, Ambivalenzen auszuhalten, nach Plan zu reagieren und Belohnungen aufzuschieben, um fokussiert, am Ball und bewusst zu bleiben).

3. **Kausalanalyse bzw. Erklärungsstil** (die Fähigkeit, stets den Überblick zu behalten, Ursachen und Implikationen von Ereignissen korrekt und flexibel einzuschätzen, um Rückschläge als zeitlich begrenzt und von äußeren Faktoren ausgelöst betrachten zu können).

4. **Selbstwirksamkeit** (wie souverän wir meinen, Probleme lösen und Herausforderungen meistern zu können).

5. **Realistischer Optimismus** (die wirklichkeitsnahe Hoffnung, dass etwas besser werden kann und ein Problem zwar oft auf Umstände zurückgeht, die nicht unserer Kontrolle unterliegen, sich aber trotzdem lösen lässt; dazu unsere Fähigkeit, im Negativen das Gute zu finden).

6. **Empathie** (die Fähigkeit, nonverbale Signale zu verstehen und uns in die Verfassung anderer Menschen hineinzuversetzen, um Einssein und Mitbetroffenheit zu spüren).

7. **Kontaktfähigkeit** (wie leicht es uns fällt, auf andere zuzugehen und um Hilfe zu bitten; wie bereitwillig wir Neues ausprobieren und Herausforderungen annehmen).

Bei jedem dieser Faktoren spielt unser Denken die Hauptrolle.

Es bestimmt auch darüber, wie schnell wir uns wieder erholen. Und was das betrifft …

3. Sich erholen

»Der biegsame Bambus ist stärker als die standhafte Eiche.«

JAPANISCHES SPRICHWORT

Die Tatsachen auf die Reihe bringen

Gedanken sind feuernde Neuronen. Je häufiger wir einen wiederholen, desto stärker werden die neuronalen Verbindungen und erzeugen bald ein Netzwerk von Überzeugungen. Das heißt: Je häufiger ein Gedanke, desto stärker die Überzeugung.

Unzutreffendes Denken

Leider sind unsere Gedanken nicht immer korrekt. Denn unser Denken und die daraus resultierenden Überzeugungen haben ihren Ursprung oft in kindlichen Konditionierungen. Die Umwelt (Eltern, Lehrer, Gleichaltrige, Medien) sagen uns, wer oder was wir sein/werden und was wir glauben sollen. Andere Leute beeinflussen uns also und bestimmen unser Denken – sodass wir inkorrekte Schlüsse ziehen. Durch gedankliche Wiederholung machen wir diese zu Überzeugungen über uns selbst, die unsere Urteile, Interessen und inneren Monologe prägen.

Unsere pessimistischeren Gedanken sind häufig unzutreffend und unflexibel, zum Teil aufgrund des Negativitätsbias, der unsere Wahrnehmung verzerrt. In Wirklichkeit sind wir selbst und unser Leben viel besser, als wir meinen.

Trotzdem stellen wir unsere Gedanken kaum infrage, auch wenn sie brutal, pessimistisch oder falsch sind. Denkt jemand, er genüge nicht, sei ein Pechvogel und unvermittelbar, stimmt das noch lange nicht, weil Gedanken nämlich keine Tatsachen sind.

Unflexibles Denken

Verfangen wir uns in einer einzigen Geschichte, verlieren wir an Flexibilität und in der Folge an Widerstandskraft. Um die Resilienz zu stärken, können wir gezielt sicherstellen, dass unser Denken wahr, hilfreich und flexibel ist.

Im Resilienztraining lernen wir, uns von pessimistischen Erklärungen zu distanzieren, um ihren Wahrheitsgehalt prüfen zu können. Dafür müssen wir in den Dialog mit uns gehen.

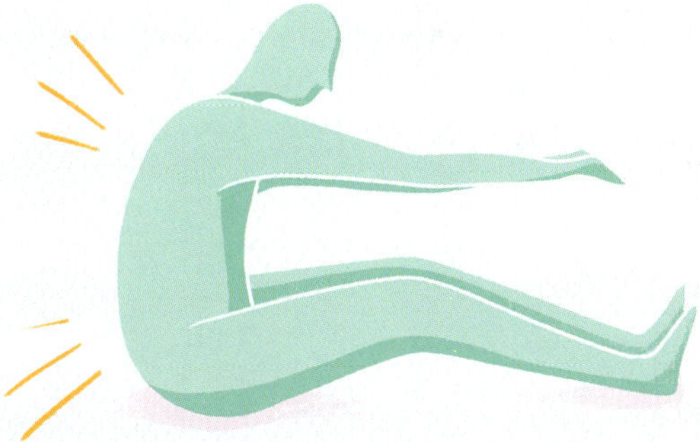

Das kognitive ABC – Modell

A ist der Auslöser/
Reiz

B ist die Bewertung

C ist die Konsequenz der Bewertung (also unsere Reaktion)

Das Verhältnis von Denken, Fühlen und Handeln ist die Basis der kognitiven Verhaltenstherapie (KVT). Ein Modell, mit dem sie arbeitet, schärft unsere Sicht auf die Welt, um unsere Reaktionen und Verhaltensweisen positiv zu beeinflussen.

Zur Stärkung der Resilienz nimmt die KVT unsere Reaktionen auf A (einen Reiz), stellt B (unsere Bewertung von A) infrage und fasst sie neu, um C (unsere Reaktionen) positiv zu verändern. Dies ist als ABC–Modell nach Albert Ellis bekannt.

Kennen Sie Ihr ABC?

Angenommen, Sie werden nicht ins Fußballteam gewählt. Das ist A, der Auslöser bzw. Reiz. Von da an bestimmt B, Ihre Bewertung dieses Ereignisses, Ihr Fühlen und Verhalten, also C, die Konsequenz Ihrer Bewertung.

Pessimistisch Denkende	Optimistisch Denkende
A – Auslöser	**A – Auslöser**
Nicht ins Team gewählt	*Nicht ins Team gewählt*
B – Bewertung	**B – Bewertung**
Ich kann nicht genug, ich werde nie ins Team kommen, ich bin enttäuscht.	*Ich habe nicht genügend trainiert; wenn ich mehr trainiere, steigen meine Chancen. Ich bleibe dran!*
C – Konsequenz	**C – Konsequenz**
Mit dem Fußballspielen aufhören.	*Mehr trainieren, um beim nächsten Mal ins Team zu kommen.*

Indem Sie sich Ihres gewohnheitsmäßigen Denkprozesses nach einem als unangenehm empfundenen Ereignis bewusst werden, stellen Sie sich wirksam auf Ihren inneren Monolog ein, auf Ihre persönliche Radiostation. Dann können Sie die Fakten rund um A von den Gedanken und Überzeugungen trennen, die Ihnen Ihre interne Radiostation (B) zuspielt, und verstehen, warum Sie sich so verhalten, wie Sie sich verhalten (C).

Sobald Sie dazu in der Lage sind, können Sie Ihr Denken so verändern, dass daraus bessere Reaktionen und Resultate erwachsen.

AKTIVITÄT:
Zurück zu den Fakten

A. Denken Sie an eine erlittene Niederlage. Schreiben Sie exakt auf, was geschah (»Ich bin nicht ins Team / den Chor / den Kurs / die letzte Bewerbungsrunde für den Job gekommen«). ....

....

B. Welche Gedanken und Überzeugungen kommen Ihnen in den Sinn, wenn Sie an dieses Ereignis denken? ....

....

C. Welche Konsequenzen hatte das Ganze? Wie haben Sie sich nach der Niederlage gefühlt, wie darauf reagiert? ....

....

Fallen Ihnen Bewertungen des Vorfalls ein, die mehr der Wahrheit entsprechen? Hätten Sie sich in Ihrem Interesse besser verhalten können? Können Sie in Anbetracht der Tatsachen Ihre Bewertung revidieren und sich vom Gegenteil überzeugen (lassen)?

Sich selbst nicht alles glauben

Indem wir die Fakten checken und Beweise suchen, die unseren Überzeugungen den Boden entziehen, können wir uns umorientieren und unsere Resilienz stärken.

Sehen Sie es doch einmal so: Sollte Ihnen jemand vorwerfen, auf irgendeinem Gebiet ganz schrecklich zu sein, würden Sie doch bestimmt alles tun, um den Gegenbeweis anzutreten. Kommt ebendiese Kritik dagegen von Ihnen selbst, ist es sehr viel unwahrscheinlicher, dass Sie sich diesen pessimistischen Gedanken widersetzen. Auch wenn sie noch so falsch sind.

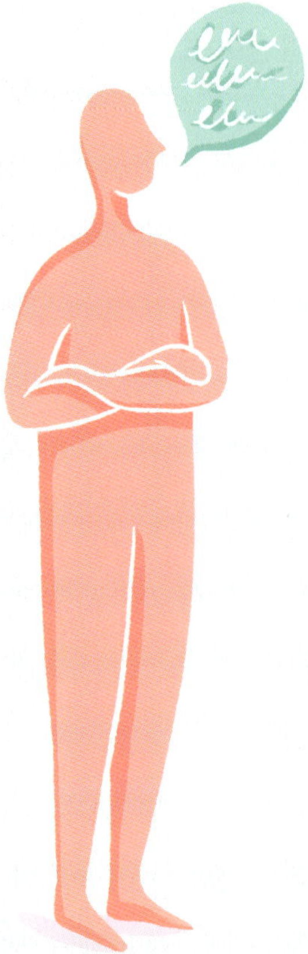

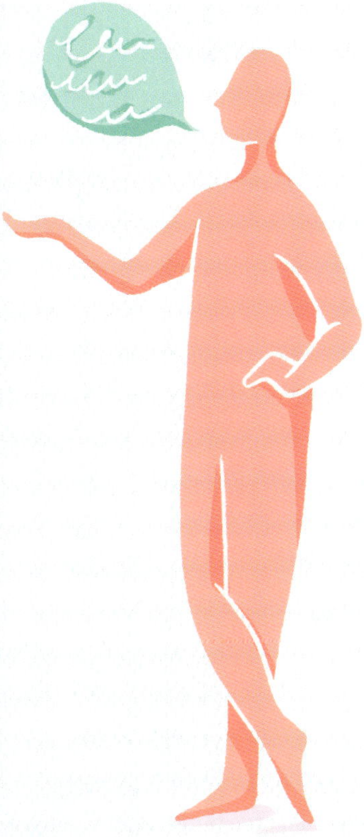

Die kognitive Intervention des den eigenen Gedanken Widersprechens nennt man Reframing: »neu ausrichten«. Es befähigt Sie, inkorrekten Gedanken und starren Überzeugungen, die Ihnen nicht dienlich sind, entgegenzutreten und sie infrage zu stellen.

Auf den folgenden Seiten schauen wir, wie Sie Ihre Denk- und Überzeugungsmuster so modifizieren können, dass Ihre Widerstandskraft gestärkt wird.

Kognitives Reframing: der Prozess

Zweierlei Denkweisen stehen der Resilienz im Weg.

1. **Bewertungen** (der Ursachen eines Geschehens), mit anderen Worten: Interpretationen und Einordnungen.

2. **Sorgen** (in Bezug auf die Zukunft), mit anderen Worten: unsere Erwartungen.

Mithilfe des folgenden kognitiven Reframing-Prozesses lassen sich beide unzuträglichen Denkweisen verändern.

1. **Kommen Sie zur Ruhe und fokussieren Sie sich**, um rational denken zu können.

2. **Schalten Sie Ihre innere Radiostation ein**, um Ihre Selbstgespräche und Überzeugungen zu identifizieren.

3. **Stellen Sie Ihre Gedanken auf den Prüfstand.** Fechten Sie Ihre Gedanken und Überzeugungen durch Gegenbeweise an.

4. **Verschaffen Sie sich Überblick.** Zügeln Sie nervöse Gedanken (Sorgen) durch Realitätschecks und überlegen Sie, welches Resultat wohl am wahrscheinlichsten eintritt.

5. **Legen Sie sich adäquatere Überzeugungen zu**, indem Sie negativen, irrigen Gedanken und Überzeugungen durch kognitives Reframing und Echtzeit-Resilienz widersprechen.

6. **Schätzen Sie die Richtigkeit Ihrer reframten Gedanken ein**, indem Sie die **Veränderung der Energie beobachten**, die aus der Widerlegung und Eliminierung negativer Überzeugungen resultiert.

Gehen wir die Punkte jetzt Schritt für Schritt durch.

1. Kommen Sie zur Ruhe und fokussieren Sie sich

Klares Denken setzt Ruhe voraus. Im Stress schaltet das Hirn in den Kampf-oder-Flucht-Modus um. Am schlechtesten können wir also dann rational denken, wenn wir es am meisten brauchen.
Die besten Möglichkeiten, nüchtern und objektiv zu denken, bestehen darin, sich zu beruhigen und keinen Gedanken auf Negatives zu verschwenden. Und so geht's:

- Dreimal tief durchatmen – beim Einatmen bis vier zählen, kurz den Atem anhalten, beim Ausatmen bis fünf zählen.
- Zählen Sie in Siebener-Schritten von hundert zurück, also 100, 93, 86 und so weiter. Das hilft beim Umschalten vom Emotionalen ins rationale Denken.
- Richten Sie die Aufmerksamkeit auf Ihre Sinneswahrnehmungen: Was hören, sehen, riechen, spüren und/oder schmecken Sie?
- Nennen Sie die Namen aller Lehrkräfte, die Sie je hatten, oder rezitieren Sie ein Gedicht.

Diese Techniken zur Beruhigung und Fokussierung stärken Ihr rationales Denken so, dass Sie Ihren Selbstgesprächen effektiver widersprechen und Negatives ausblenden können.

2. Schalten Sie Ihre innere Radiostation ein

Je bewusster wir uns unserer üblichen Denkmuster und der Sprache unserer inneren Monologe werden, desto eher haben wir irrigen, starren Gedanken etwas entgegenzusetzen.

Karen Reivich und Andrew Shatté, die sich seit zwanzig Jahren der Resilienzforschung widmen, fassen die gedanklichen Fallen zusammen, in die wir alle oft hineintappen, angefangen beim Ziehen vorschneller Schlüsse (aufgrund der irrigen Annahme, eine bestimmte Situation durchschaut zu haben) und beim Tunnelblick (Fokussierung auf unsere Fehler und Irrtümer bei völliger Ignoranz all dessen, was wir richtig machen) bis hin zum Gedankenlesen (die unbegründete Annahme, zu wissen, was andere denken, oder zu meinen, dass andere zu wissen glauben, was wir denken).

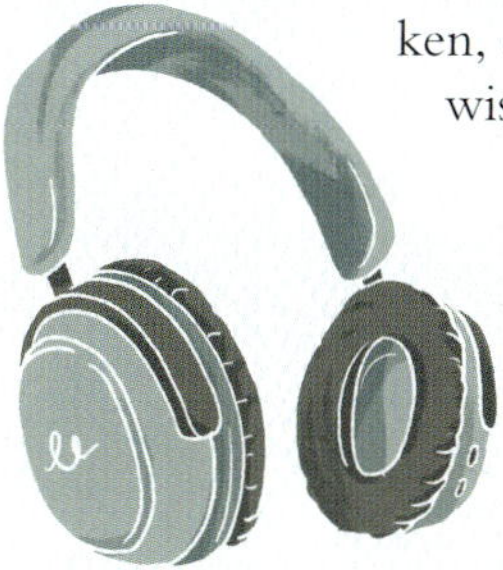

Die Mittel gegen diese Denkfallen sind einfach: runterfahren (atmen), Fragen stellen, Beweise suchen, das größere Ganze in Betracht ziehen und sich klar ausdrücken.

3. Stellen Sie Ihre Gedanken auf den Prüfstand

Ein flexibleres Denken und zutreffendere Überzeugungen können Sie sich aneignen, indem Sie Ihre Gedanken anzweifeln und Beweise suchen, die für und gegen sie sprechen.

Sobald Sie Ihre Überzeugung von einer Situation identifiziert haben (zum Beispiel: »Sie mag mich nicht – und die anderen auch nicht« oder »Ich finde nie einen Job, ich bin nicht kompetent genug«), können Sie diese auf den Prüfstand stellen. Finden Sie auch nur den geringsten Hinweis, der gegen sie spricht, ist sie irrig und sollte reframt werden.

Schätzen Sie den Wahrheitsgehalt der Gedanken ein, die Ihre Überzeugung begleiten, und auch den des Ausgangsgedankens. Achten Sie auf die Energie, die entsteht, wenn Sie Ihre negativen Überzeugungen erfolgreich entkräftet haben.

Um die Verwendung dieses praktischen Tools zu üben, wiederholen Sie diese Übung mit den nächsten drei Rückschlägen, die Sie im Alltag erleben.

AKTIVITÄT:
Zweifeln Sie Ihre Gedanken an

Sie sind dran:

Notieren Sie sich eine Überzeugung bzw. einen Gedanken, die oder der Ihnen nicht dienlich ist.

WAHRHEITS-
GEHALT
IN PROZENT

%

Suchen Sie Gegenbeweise zur Entkräftung des Gedankens.

WAHRHEITS-
GEHALT
IN PROZENT

%

4. Verschaffen Sie sich Überblick

Der Zukunft mit »Was ist, wenn …« – oder »Und was jetzt?« – Gedanken zu begegnen ist ganz natürlich, denn sie sind Teil unseres Überlebensinstinkts. Sorgen veranlassen uns aber oft zu Worst-case-Szenarien, die in Katastrophendenken münden.
Sorgen beginnen klein, werden aber schnell groß – wie der Schneeball, der sich auf dem Weg den Berg hinab in eine Lawine verwandelt. Und ebendieses »Schneeballdenken« kann irrationale Unzulänglichkeitsgefühle auslösen.

Zum Beispiel:
»Was, wenn ich diese Prüfung verhaue? … Dann kann ich nicht zur Uni … Die Eltern enterben mich … Ich krieg nie was hin … Ich versage auf ganzer Linie! …«
Und das alles bereits *vor* der Prüfung. Aber selbst wenn Sie sie tatsächlich nicht bestehen: Sie können sie wiederholen oder einen Beruf wählen, für den Sie diese Prüfung gar nicht brauchen.
Das Hirn springt nicht direkt von »Was, wenn ich diese Prüfung verhaue?« zu »Ich versage auf ganzer Linie!«. Vielmehr hangelt es sich von einem Gedanken zum nächsten und gaukelt uns so vor, unser Katastrophendenken sei rational begründet. Dabei handelt es sich bloß um auf falschen Annahmen beruhende Spekulationen.

Überzeugungen können wir infrage stellen, indem wir unsere Gedanken anzweifeln. Sorgen aber lassen sich nicht entkräften, weil die Zukunft noch nicht eingetreten ist. Dafür brauchen wir einen anderen Ansatz. Sind wir ruhig genug, können wir:

- »Zeit für Sorgen« einplanen. Indem wir uns bewusst später mit ihnen beschäftigen, halten wir sie in Schach und können uns ihnen zum gegebenen Zeitpunkt gelassener widmen.
- uns daran erinnern, dass wir mit ihnen genauso klarkommen werden wie bereits mit den Sorgen unserer Vergangenheit.

Den Überblick können wir uns auch verschaffen, indem wir:

- die Fakten prüfen. Besinnen wir uns auf die Tatsachen, statt auf Möglichkeiten und Eventualitäten, ist schon viel geholfen.
- den schlechtest- und den bestmöglichen Ausgang sowie andere denkbare Szenarien abwägen und ihren Wahrscheinlichkeitsgrad einschätzen.

Stellen Sie sich vor, Sie wollten ein neues Haus beziehen und plötzlich meldet sich der Käufer Ihres alten nicht mehr. Sie denken das Schlimmste: Der Verkauf scheitert, das neue Haus können Sie nun nicht mehr kaufen und finden später nichts Adäquates.

1. Gestatten Sie sich, dieses Worst-case-Szenario zu überdenken.

2. Malen Sie sich ein genauso unwahrscheinliches Best-case-Szenario aus – vielleicht: Die Vorbesitzer überlassen Ihnen super Möbel.

3. Fokussieren Sie sich dann auf die Fakten und das wahrscheinlichste Szenario: Der Käufer bestätigt die Kaufabsicht.

Jedem Szenario können Sie nun eine Wahrscheinlichkeit zuordnen:

- Haus verlieren und kein neues finden (10 Prozent).
- Gelungener Hauskauf mit Bonus-Mobiliar (5 Prozent).
- Verkauf und Kauf gehen zeitnah über die Bühne (85 Prozent).

Durch Sorgen wird kein Problem kleiner. Doch Ihr Denken und die Reaktion auf quälende Gedanken können Ihnen helfen, den Überblick zu gewinnen und eine entschieden resiliente Haltung anzunehmen. Mithilfe dieses kognitiven Tools konzentrieren Sie sich auf das wahrscheinlichste Resultat und sehen das große Ganze – ebenso realistisch wie flexibel.
Zum Schluss überlegen Sie, was Sie tun können, um das wahrscheinlichste Resultat wirklich zu erreichen.

5. Legen Sie sich adäquatere Überzeugungen zu

Sollte ich Sie bitten, nicht an einen blauen Wasserball zu denken, könnten Sie an nichts anderes mehr denken. Das liegt am Aufmerksamkeitsbias, der unser Augenmerk auf alles lenkt, was uns im Kopf herumschwirrt. Weshalb unser Hirn auch nicht in der Lage ist, »nicht an etwas zu denken«. Ganz ähnlich verhält es sich, wenn Sie versuchen sollten, Ihre Gedanken wegzudrücken – es ist, als wollten Sie den Ball unter die Wasseroberfläche drücken. Sie kommen genauso zurück, wie der Ball wieder hochkommt. Die einzige Möglichkeit, unsere Gedanken zu verändern, besteht darin, sie durch neue, reframte zu ersetzen. Und – um bei unserem Beispiel zu bleiben – statt des blauen einen bunten Wasserball mit in den Pool zu nehmen.

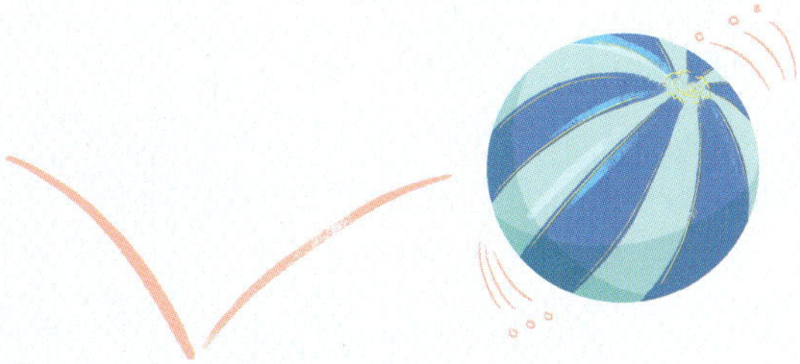

Reframing und Echtzeit-Resilienz

Der Prozess, in dem wir unserem inneren Monolog widersprechen, wird auch Echtzeit-Resilienz genannt. Doch in der Hitze des Gefechts setzt das Reframing unserer Gedanken Übung voraus. Deshalb empfehle ich, schon »vorbeugend« auf Gedanken und Überzeugungen einzuwirken: Wann immer Sie sich bei einem negativen inneren Monolog ertappen, nehmen Sie die folgenden Satzanfänge her, um diesen Gedanken kraft der gesammelten Gegenbeweise zu widersprechen.

Bei Bewertungen:

- »Das stimmt nicht, weil …«
- Man könnte es auch anders sehen, nämlich …«

Bei Sorgen:

- »Der wahrscheinlichste Ausgang ist …«
- »Ich kann …«

Auf »Ich finde nie einen passenden Job« könnte man zum Beispiel antworten: »Das stimmt nicht. Ich bewerbe mich regelmäßig auf Jobs, für die ich qualifiziert bin. Meinen letzten habe ich nach vier Wochen gefunden, jetzt suche ich erst seit einer.«

6. Schätzen Sie die Richtigkeit Ihrer reframten Gedanken ein und beobachten Sie die Veränderung der Energie

Sobald Sie einen unzutreffenden Gedanken durch einen zutreffenderen ersetzt haben, stellen Sie sicher, dass keine abwegige positive Äußerung an die Stelle einer abwegigen negativen tritt.

Abwegig wäre es zum Beispiel, die Beurteilung »Ich kann überhaupt nicht malen« durch »Ich bin der beste Maler der Stadt« zu ersetzen. Weil beide unzutreffend sind. Die bessere Variante wäre: »Malen gehört nicht zu meinen Stärken, mit zunehmender Übung kann ich mich aber verbessern.«

Nehmen Sie sich abschließend noch etwas Zeit, um die Energie zu erspüren, die durch das erfolgreiche Bearbeiten Ihrer negativen Überzeugungen entstanden ist. Das wird Sie motivieren, diese Übung wieder und wieder durchzuführen.

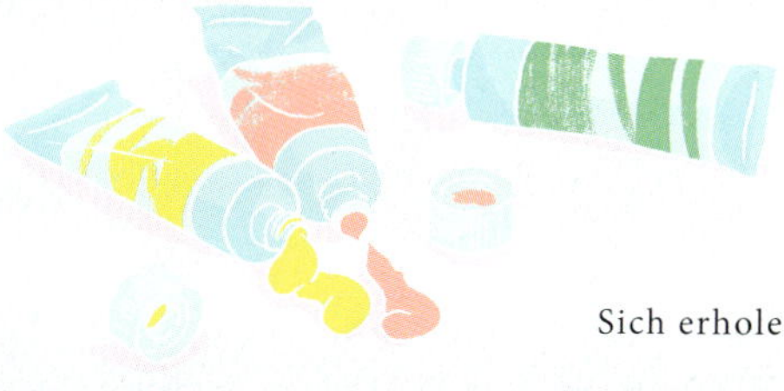

Gönnen Sie sich eine Pause

Andere Möglichkeiten, sich schneller von einer Niederlage zu erholen, sind mehr Selbstfürsorge und praktizierte Achtsamkeit. Beides stellt sicher, dass Ihr kognitives Reframing auf einer ruhigen Betrachtung fußt.

Wiederaufladen und erholen: Möbeln Sie Ihre Selbstfürsorge auf

Innehalten ist wichtig. Das Hirn muss sich genauso ausruhen und erholen wie der Körper. So viel Zeit muss sein.

Homöostase (ein Zustand des Wohlbefindens, in dem sich das Gehirn kontinuierlich erneuert) ist nur möglich, wenn wir zwischen Perioden, in denen wir nach Kräften versuchen, gute Leistungen zu erbringen, innehalten und uns erholen. Eine grundlegende Resilienz-Regel ist deshalb: Anstrengung. Innehalten und erholen. Weitermachen.

Ohne Erholung sind gute Leistungen kaum möglich. Eine Pause bei der Arbeit ist jedoch nicht erholsam, solange wir derweil noch auf den Monitor schielen und an den Job denken. Wir müssen schon richtig abschalten.

- **Schaffen Sie sich technologiefreie Zonen** ohne Zugriff auf Ihr Handy. Durchschnittlich schaut jeder von uns täglich 150 Mal auf das Smartphone – das stellt eine permanente kognitive Erregung dar, ohne Erholungspause für den Geist.
- **Legen Sie regelmäßig Entspannungspausen ein.** Selbst einminütiges Innehalten – hochschauen und durchatmen – kann schon einen positiven Einfluss auf Ihr Empfinden und Problemlösungsvermögen haben. Die Devise: weg vom Schreibtisch, einen Schluck Wasser trinken, durchatmen und entspannen.
- **Werden Sie aktiv.** Entscheiden Sie sich für Bewegungsformen, die den Geist beruhigen und/oder den Körper stärken, wie beispielsweise Yoga, Pilates, Meditation und Tai-Chi.
- **Gehen Sie raus und überlassen Sie sich der Natur.** Zahllose Studien bestätigen den positiven Einfluss der Natur auf Körper und Geist. Ein kurzer Spaziergang im Grünen reduziert Blutdruck und Stressbelastung, während das sogenannte Waldbaden (Aufenthalte im Wald) das Immunsystem stärkt und zur Steigerung des Wohlbefindens beiträgt.

AKTIVITÄT:

Das Gehirn mittels Achtsamkeit umschulen

Manchmal müssen wir uns auch von unseren eigenen Reaktionen erholen. Denn die automatische Kampf-oder-Flucht-Reaktion, die den emotionalen Teil des Gehirns kapert und den Zugang zum rationalen Teil verbaut, entführt den Geist nur allzu oft.

Wer Achtsamkeit praktiziert, erholt sich schneller von Stress und Ängsten. Regelmäßige Übung (idealerweise acht Wochen lang dreißig Minuten täglich) verbessert die Widerstandskraft und beschleunigt die Regenerierung nach Belastungen.

Probieren Sie die folgende Achtsamkeitsmeditation einmal aus:

- Nehmen Sie an einem Ort Platz, an dem Sie nicht gestört werden (Telefon aus, Tür zu).
- Fokussieren Sie sich auf Ihren Atem und das Empfinden des Ein- und Ausatmens. Einatmen … ausatmen. Zug um Zug. Sie müssen in keiner Weise auf Ihre Atmung einwirken und brauchen sie auch nicht zu bewerten. Bleiben Sie sich ihrer nur bewusst.

Sollten sich Gedanken, Ideen und Geräusche einstellen (und das werden sie!), akzeptieren Sie sie, lassen Sie sie an sich vorbeiziehen und kehren Sie zum Atem zurück.

Dieses Zum-Atem-Zurückkommen ist der Kern der Übung. Es geht nicht darum, den Geist zu entleeren, sondern darum, ihn darauf zu trainieren, dass er sich auf den Atem fokussiert, damit Sie das Tempo raus- und den Moment wahrnehmen können.

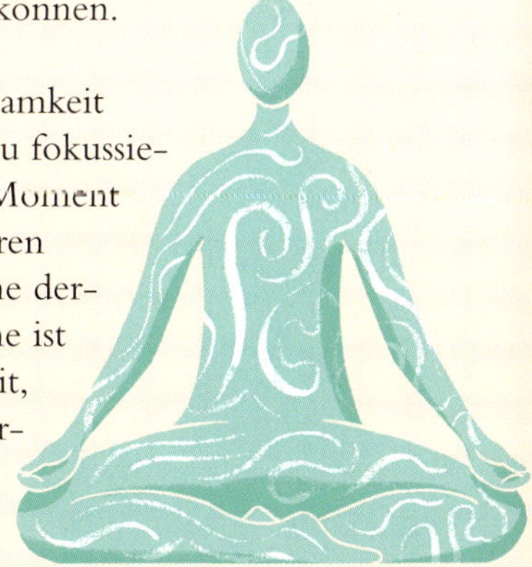

Eine andere Form der Achtsamkeit besteht darin, sich auf alles zu fokussieren, was Sie im gegebenen Moment hören, sehen, spüren, berühren und schmecken können. Eine derartige Fokussierung der Sinne ist eine wunderbare Möglichkeit, sich in der Gegenwart zu verankern – und hilfreich, um das emotionale Hirn davon abzuhalten, dass es sich um die Zukunft sorgt oder über die Vergangenheit sinniert.

Tagebuchschreiben und Lesen

Ein weiteres nützliches Tool ist das therapeutische Schreiben. Denn es hilft, Krisen zu verstehen, Erfüllung zu finden und sich persönlich weiterzuentwickeln.

Wenn wir emotionale Vorgänge in Worte bringen, ergeben sich daraus starke soziale, psychische und nervliche Veränderungen, sagt der Psychologe Joe Kasper.

- **Notieren Sie's.** Schreiben Sie sich Ihre Grübeleien von der Seele. Verleihen Sie Ihren Gefühlen Ausdruck. Erzählen Sie Ihre Geschichte. Es hilft gegen die Verdrängung und Befangenheit, die nach einem Trauma oft zu Depressionen führen. In Form einer Geschichte erzählt, ergeben Ihre Erfahrungen einen tieferen Sinn und können zu einer Art Abschluss gelangen.

- **Lassen Sie sich von den Geschichten anderer Menschen inspirieren.** Informieren Sie sich über Personen, die sich über Widerstände hinweggesetzt oder Widrigkeiten überstanden haben. Solche wahren Geschichten können uns Mut geben und zu Resilienz verhelfen, sodass wir rausgehen und es mit allem aufnehmen, was uns im Leben begegnet.

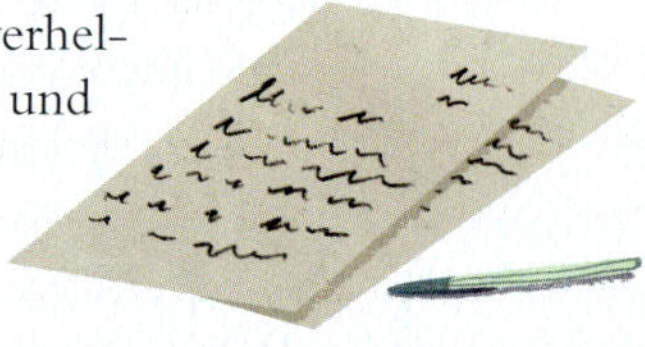

4. Aufstehen

»Schließt sich eine Tür des Glücks, öffnet sich eine andere; oft aber starren wir so lange auf die geschlossene Tür, dass wir die, die sich gerade für uns geöffnet hat, gar nicht wahrnehmen.«

HELEN KELLER

Sich weiterentwickeln

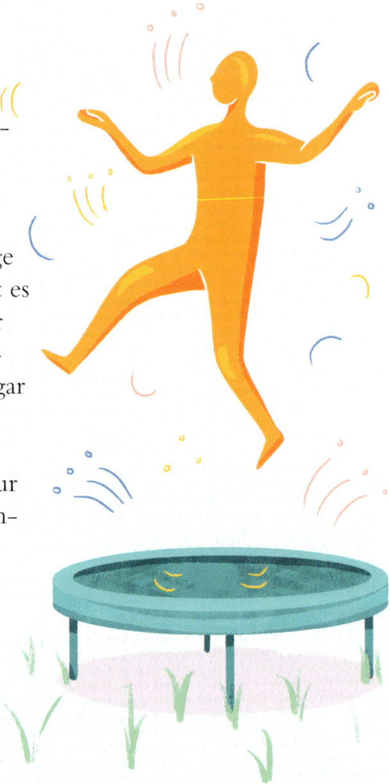

Das Leben kann brutal zuschlagen. Doch nach der Tragödie, Enttäuschung, Verletzung, Erkrankung, dem Verlust oder der Zurückweisung, der Niederlage oder Überforderung ist es möglich, sich nicht nur zu erholen und weiterzumachen, sondern sogar persönlich zu wachsen.

Es ist möglich, nicht nur zurück-, sondern voranzukommen.

Aber wie?

Die ersten Schritte sind Reaktion und Erholung, im nächsten heißt es, aufzustehen.

Oder anders gesagt: Der erste Schritt ist das Überleben, der zweite die persönliche Weiterentwicklung.

Posttraumatisches Wachstum

Dass sich Menschen nach einem Trauma weiterentwickeln können, hört sich unwahrscheinlich an, doch die potenziell transformative Kraft des Leidens ist schon aus alten hebräischen, buddhistischen und christlichen Schriften und Lehren bekannt. Erst seit Mitte der 1990er-Jahre hat diese positive Kraft aber auch einen Namen: posttraumatisches Wachstum (PTW).

Früher kannten Psychologen zwei mögliche Folgen eines Traumas:

1. Kräftezehrende Depressionen und Ängste sowie/oder posttraumatische Belastungsstörungen (PTBS), die die Funktionstüchtigkeit im Alltag beeinträchtigen.

2. Resilienz und – psychologisch betrachtet – Rückkehr in das Leben vor dem Trauma.

Doch nach eingehender Beschäftigung mit Überlebenden eines Traumas zeichnete sich noch ein mögliches drittes Ergebnis ab.

3. Manche Menschen kamen »voran«. Sie entwickelten sich weiter und blühten nach dem Trauma regelrecht auf.

Während Forschungsstudien zufolge etwa 15 Prozent aller Traumaopfer eine PTBS entwickelten, berichteten 60 bis 90 Prozent der Überlebenden von mindestens einer positiven Veränderung, zum Beispiel einer ganz neuen Wertschätzung des Lebens.

Wie Wissenschaftler herausfanden, traten infolge der Auseinandersetzung mit den nach dem Trauma veränderten Lebensbedingungen folgende fünf positive Wandlungen ein:

1. Größere persönliche Stärke.

2. Mehr Dankbarkeit.

3. Intensivere Beziehungen.

4. Ein neuer Lebenssinn.

5. Verbesserte Wahrnehmung neuer Chancen.

Nicht das Trauma selbst bewirkte dieses posttraumatische Wachstum, das viel häufiger auftrat als posttraumatische Belastungsstörungen, ursächlich waren vielmehr die Veränderungen im Denken und im Verhältnis zur Umwelt.

Die Widerstandskraft stärken

Etwas zu überstehen stärkt. Das wissen wir spätestens seit der Erkenntnis des Philosophen Friedrich Nietzsche: »Was mich nicht umbringt, macht mich stärker.« Etwas Schwieriges überstanden zu haben festigt die Entschlossenheit und das Vertrauen in die eigene Kraft.

In ihrer 2010 erschienenen Studie »Whatever Does Not Kill Us: Cumulative Lifetime Adversity, Vulnerability, and Resilience« zeigen M. D. Seery, E. A. Holman und R. C. Silver, dass sich Menschen, die schon einiges auszustehen hatten, besser fühlten und zufriedener waren als solche, die ein relativ sorgloses Leben führten.

Demnach findet sich gerade auch im Schlechten viel Gutes.

Und tatsächlich: Wann immer wir ein Hindernis überwinden, gewinnen wir spürbar an Resilienz.

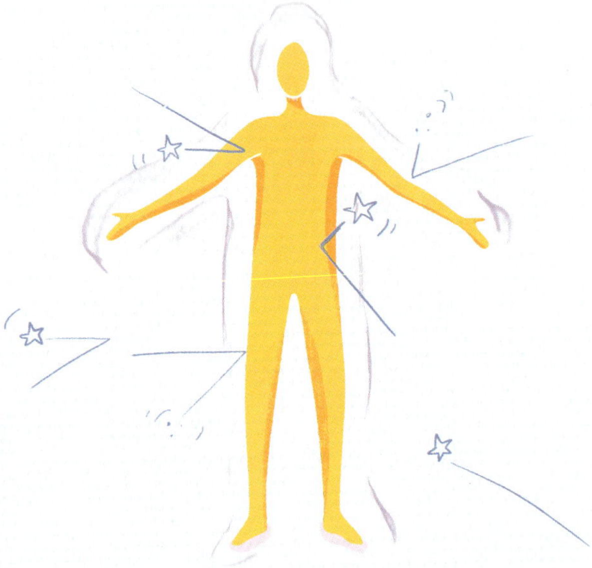

Sie sind stärker, als Sie glauben

Wir bewerkstelligen Dinge, die wir uns nie zugetraut hätten. Und dabei wird uns klar, dass wir schon vieles überstanden haben, überstehen und sicher auch noch überstehen werden.

Sobald wir die Resilienzmuskeln anspannen, beweisen wir uns, was wir alles schaffen können. Dies stärkt die Selbstwirksamkeit und gibt uns das gute Gefühl, fest im Leben zu stehen.

AKTIVITÄT:
Der Beweis meiner Resilienz

Das Schlimmste, womit ich es je zu tun hatte, war ....

....

Ich bin noch da, ich habe überlebt.

Ich habe schon erlebt (hier fügen Sie negative Emotionen ein wie Zorn, Traurigkeit, Trauer oder Schuldgefühle, die Sie aus Erfahrung kennen) ....

....

Ich habe schon erlebt (hier fügen Sie positive Emotionen ein wie Liebe, Glück, Dankbarkeit und Ehrfurcht, die Sie aus Erfahrung kennen) ....

....

Ich habe schon allerlei Probleme, Hindernisse, Schwierigkeiten bewältigt, zum Beispiel ....

....

Aber hier bin ich noch.

Aus diesen Widrigkeiten habe ich gelernt ....

....

Und deshalb bin ich jetzt stärker und kann umso mehr bewältigen.

Mehr Wertschätzung

Oft haben wir das Gefühl, dass das Leben nach einem Trauma nie wieder dasselbe sein wird. Wahrscheinlich stimmt das sogar. Aber schlimm muss es nicht werden und wird es auch oft nicht.

Oft gehen wir mit einer neuen Sichtweise daraus hervor.

So heißt es etwa, Überlebende würden sich nicht mehr über Kleinigkeiten aufregen. Vielleicht beklagen wir uns seltener. Dinge, die uns früher Angst gemacht haben, verlieren an Bedeutung. Probleme relativieren sich und sind nicht mehr sooo problematisch. Wir rücken sie ins rechte Licht und sehen das Leben durch eine neue Brille – die der Wertschätzung.

Nach einem Unglück wissen wir das Leben oft mehr zu schätzen und halten nichts mehr für selbstverständlich. Wir nehmen Dinge, Situationen und Menschen wahr, die wir früher übersehen hätten, und sind dankbar für sie. So können wir den Moment mehr genießen und auch Etappenziele feiern.

Wenn uns der Tod plötzlich nahekommt, lernen wir viel über das Leben. Werden wir uns unserer Sterblichkeit bewusst, ist die Freude, noch am Leben zu sein, eine ganz natürliche Reaktion. Gewöhnlich erteilt uns diese Lektion der Tod eines nahestehenden Menschen.

Die Kinderrechtsaktivistin Malala Yousafzai hatte das unglaubliche Glück, einen Kopfschuss der Taliban zu überleben. Danach bekam sie zur Feier ihres »neuen Lebens« von ihrer Mutter alljährlich am Tag des traumatischen Attentats eine Geburtstagskarte.

Überlebende einer Nahtoderfahrung, also Menschen, die um ein Haar gestorben wären, haben ebenfalls eine ganz neue Sicht auf das Leben. Denn sie sind noch da, was ihnen fast verwehrt worden wäre. Deshalb schätzen sie das Leben nun umso mehr – mit allen Höhen und Tiefen.

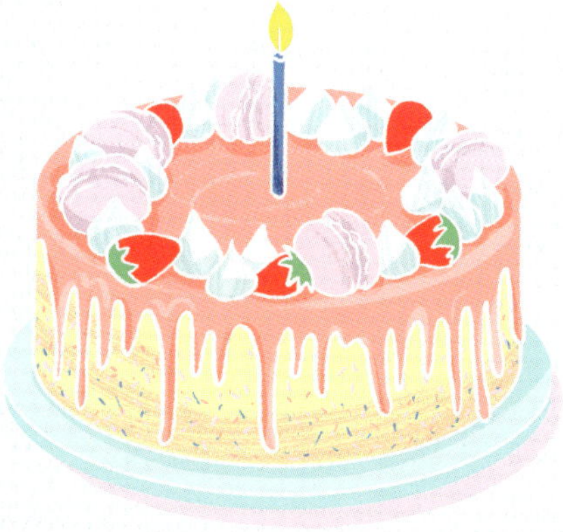

Das Umswitchen von »Ich muss« zu »Ich kann« stellt eine prima Möglichkeit dar, nicht mehr vor allem das Unangenehme einer Situation wahrzunehmen, sondern etwas Gutes darin zu erkennen. Dies erzeugt Wertschätzung und andere positive Gefühle.

Angenommen, Sie haben einen Haufen Wäsche oder einen Berg Arbeit, doch es ist Zeit, die Kinder von der Schule abzuholen. Nun können Sie jammern: »Ich muss jetzt die Kinder abholen!« Sagen Sie sich stattdessen jedoch: »Ich kann jetzt gleich die Kinder abholen«, merken Sie selbst, was für ein Segen das ist. »Ich kann die Kinder abholen. Viele Eltern können diese Zeit nicht mit ihren Kindern verbringen, weil sie bis spät arbeiten müssen, ich aber habe das Glück …«

Versuchen Sie es mal.

AKTIVITÄT:
Das Gute finden

Schreiben Sie Tätigkeiten auf, die oft lästig sind, vor allem, wenn sonst noch viel zu tun ist.

Ich MUSS

Suchen Sie jetzt etwas Gutes an der Situation. Betrachten Sie sie durch die Brille der Wertschätzung:

Ich KANN

Eine Haltung der Dankbarkeit ausbilden

Wenn wir uns auf das konzentrieren, was wir haben, statt auf das, was wir nicht haben; wenn wir bemerken, was richtig ist, statt dem, was falsch ist, dann intensivieren wir Dankbarkeit und Wertschätzung. Diese wiederum füllen unsere Positivitätsreserven auf unserem inneren Konto auf, die wir (wie Barbara Fredrickson erklärt – Kapitel 1) in schwierigen Zeiten abheben können. Und speziell die Dankbarkeit unterstützt die schnelle Erholung von Niederlagen.

Dankbarkeit ist erwiesenermaßen der effektivste Weg, unsere Negativ-Konditionierung auf positiv zu programmieren. Sie gilt auch als das Antidepressivum der Natur. Wenn sich Menschen gezielt in Dankbarkeit üben, vermehren sich im Hirn die vorteilhaften Substanzen und seine Struktur wird buchstäblich neugestaltet, erklärt der Neurowissenschaftler Rick Hanson in seinem Buch *Denken wie ein Buddha*.

Neue Substrate und Synapsen entstehen sowieso, ob wir uns auf Reue und Groll fokussieren oder auf Dankbarkeit und Wertschätzung. Und wir müssen nicht warten, bis wir ein Trauma erleben. Eine Haltung der Dankbarkeit können wir sofort entwickeln, HEUTE NOCH.

Wichtig ist nicht nur die Suche nach dem Guten, sondern dass wir es grundsätzlich im Blick haben. Die Kraft der Dankbarkeit verstärken wir mit den folgenden fünf Schritten:

1. **Spüren Sie das Gute auf.** Suchen Sie es. Schauen Sie sich um. Lassen Sie sich von der Dankbarkeit zum Fotografieren anregen und versuchen Sie alles zu knipsen, wofür Sie dankbar sind. Suchen Sie nach Motiven. Denn das Gute zu suchen ist genauso wirksam, wie es zu finden und wertzuschätzen.

2. **Verleihen Sie Ihrer Dankbarkeit Ausdruck**. Kleben Sie Ihre Dankbarkeitsfotos in ein Album, schreiben Sie Dinge, für die Sie dankbar sind, auf Zettel und werfen Sie sie in ein Gefäß, sodass Sie sie nach einer Zeit noch einmal lesen können, oder führen Sie ein Dankbarkeitstagebuch.

   Sollten Sie sich für Letzteres entscheiden, schreiben Sie möglichst oft (aber nicht so oft, dass Sie es als lästig empfinden) drei Dinge auf, die gut gelaufen sind. Überlegen Sie, warum das so war. So erinnern Sie sich an die Ursachen des Guten und an die schönen Gefühle, die daraus erwuchsen.

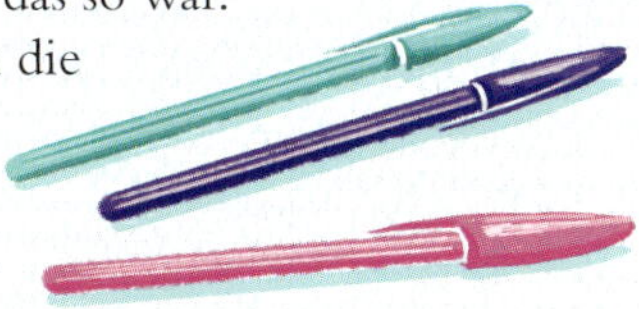

Schreiben Sie Dankesbriefe und gehen Sie noch einen Schritt weiter: Stellen Sie sie persönlich zu und lesen Sie sie den Empfängern vor. Dieser »Dankbarkeitsbesuch« ist dem Mitbegründer der Positiven Psychologie Martin Seligman zufolge eine der wirksamsten Übungen zur Erzeugung und Verstärkung von Glücksgefühlen.

3. **Genießen Sie Ihre Dankbarkeit mindestens zehn Sekunden lang.** Wo in Ihrem Körper spüren Sie sie? Wie fühlt sie sich an? Durch dieses intensive Auskosten speichert sich die positive Erfahrung in Ihnen ab, und indem Sie Ihre Wertschätzung vom Kopf in den Körper und wieder in den Geist zurück transferieren, intensiviert sich das Erleben noch. Neurowissenschaftler haben herausgefunden, dass unsere Neuronen umso stärker gemeinsam feuern und neue Leitbahnen zur verbesserten Neugestaltung des Hirns etablieren, je länger wir in guten Erfahrungen und positiven Gefühlen schwelgen.

4. **Gehen Sie auf einen Dankbarkeitsspaziergang.** Achten Sie bei jedem Schritt auf Dinge, die Sie wertschätzen können. Dann halten Sie inne, atmen ein und aus und denken an alles, wofür Sie momentan gerade dankbar sind. Während Sie langsam weiteratmen und mit jedem weiteren Schritt bedanken Sie sich bei allem, was Ihre Dankbarkeit hervorruft.

5. **Erinnern Sie sich an all die guten Momente.** Magische Augenblicke können wir verstärken und alles aus ihnen herauskitzeln, indem wir uns zunächst auf ein schönes Erlebnis freuen, es dann genießen und schließlich als schöne Erinnerung speichern.

Sicher, Traurigkeit verschwindet nicht einfach, sondern kommt in Wellen wieder. Aber wir brauchen nicht mehr darin zu ertrinken. Dankbarkeit für alles, was wir haben, und die Sinnhaftigkeit all dessen, wofür wir (noch) leben, sind unsere Rettung. Und während wir anderen persönlich danken, schriftlich oder in Gedanken, beruhigen sich die Wellen und die schrille Traurigkeit wird zu einem leisen Hintergrundrauschen.

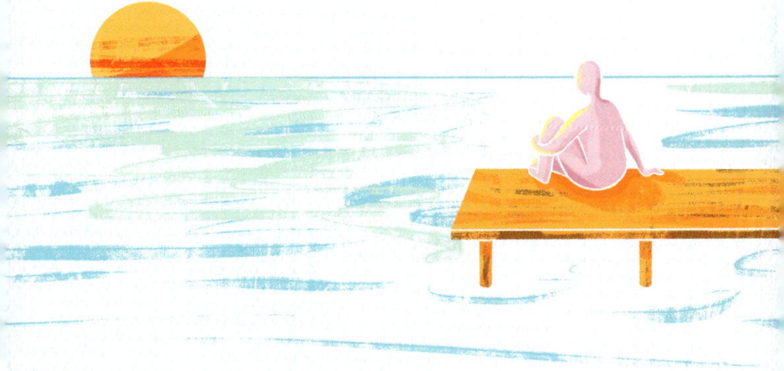

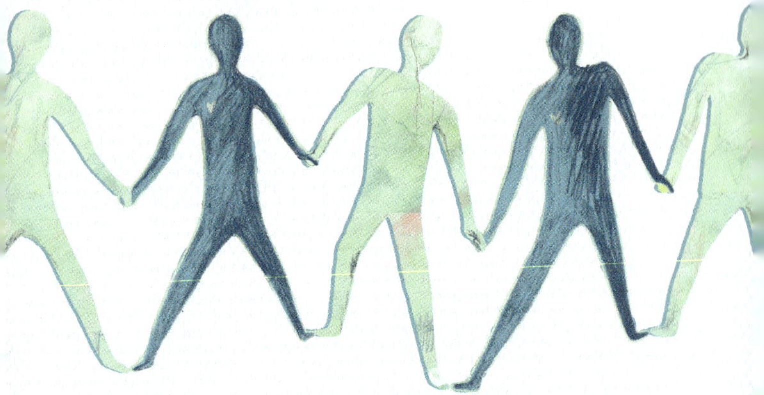

Freundschaften vertiefen

Wir Menschen brauchen Beziehungen. Sie sind für uns eine elementare Glücksquelle und helfen, Stress zu lindern.

Eine fünfundsiebzig Jahre lang durchgeführte Studie an erwachsenen Männern kam zu dem Ergebnis, dass uns gute Beziehungen zufriedener und gesünder machen. Besonders das Hirn bleibt gesünder, das Nervensystem entspannt sich und die Psyche wird entlastet, wenn wir jemanden haben, auf den wir uns verlassen können.

Noch wichtiger wird die emotionale Unterstützung angesichts von Not und Unglück. Den Psychologen

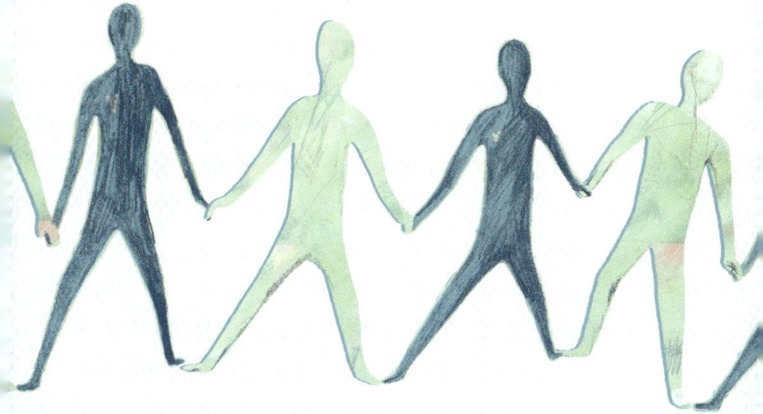

Krzysztof Kaniasty und Fran Norris zufolge kommt es nicht auf die Menge an Unterstützung an, sondern auf das Gefühl, dass man jederzeit in ihren Genuss kommen könnte. Wie sie herausfanden, brauchen wir wenigstens eine Person, auf die wir in schweren Zeiten zählen können. Ist diese vorhanden, ist es wahrscheinlicher, dass wir eine gute Resilienz haben.

Viele, die ein posttraumatisches Wachstum erfahren, stellen fest, dass sich auf der Reise in die neue Lebenswirklichkeit die Beziehungen zu ihren wichtigsten Menschen vertiefen, dass sie noch hilfreicher und wichtiger werden.

AKTIVITÄT:

Auf wen können Sie zählen? (Auch auf sich selbst?)

Bei Ihrer Arbeit für das *International Resilience Project* entdeckte Edit Grotberg folgende vier »Resilienzmuskeln«:

- **Ich habe** (Menschen, die mich stützen und denen ich vertraue).
- **Ich bin** (selbstbewusst, Optimist und kenne meine Stärken).
- **Ich kann** (Probleme lösen, mich beherrschen, mich schnell erholen).
- **Ich mag** (erhebende Aktivitäten).

Diese Muskeln trainieren wir beim posttraumatischen Wachstum, und je mehr sie wachsen, umso resilienter werden wir. Ergänzen Sie die Sätze auf der nächsten Seite und beherzigen Sie diese Tipps:

- Überlegen oder fragen Sie direkt, was andere an Ihnen am meisten mögen und worin Sie ihrer Meinung nach besonders gut sind. Was kitzelt diese Eigenschaften optimal hervor?
- Überlegen Sie, wie Sie diese Stärken im Alltag öfter ins Spiel bringen können.

Stehen Sie zu Ihren Stärken – das stärkt Ihr Selbstvertrauen.

1. **Ich habe** … Listen Sie die Menschen auf, von denen Sie glauben, dass Sie auf sie zählen und sich auf sie verlassen können. ....

....

2. **Ich bin** … Listen Sie Ihre Charakterstärken (zum Beispiel optimistisch, selbstbewusst) und Fähigkeiten auf (was Sie gut können, beispielsweise Zeichnen, Zuhören, Organisieren). ....

....

3. **Ich kann** … Listen Sie Leistungen auf, auf die Sie stolz sind. Überlegen Sie, auf welchen Stärken und Fähigkeiten sie beruhen. Mussten Sie dafür vielleicht tapfer, beharrlich, kompetent oder kreativ sein? Mussten Sie gut zuhören, organisieren, lehren, lernen können? Wenn ja, fügen Sie diese Eigenschaften der Liste Ihrer Charakterstärken hinzu. ....

....

4. **Ich mag** … Listen Sie die Aktivitäten auf, die Sie gern machen, auch solche, die Sie zunächst herausfordern, die Ihnen dann aber ein gutes Gefühl geben. Nehmen Sie sich vor, sie öfter zu unternehmen. ....

....

Sinn und Lebensaufgabe

Meine Mutter habe ich verloren, als ich siebzehn war. Doch erst als zwanzig Jahre später auch mein Vater starb, wurde mir klar, dass ich durch meine Arbeit, die sie beide stolz gemacht hätte, ihr Leben quasi weiterschrieb. Als Teenagerin veranlasste mich der Tod meiner Mutter, das Leben zutiefst wertzuschätzen und stets das Beste daraus zu machen. Ich wollte anderen helfen, das, was sie haben und sind, zu lieben und damit klarzukommen: dass sie aufblühen, statt sich viel ärgern. So begann ich, mich mit der Positiven Psychologie zu beschäftigen, und schrieb mein erstes Buch, einen Ratgeber zur persönlichen Entfaltung.

Während ich den Text überarbeitete, erhielt mein Vater aus heiterem Himmel die Diagnose Mesiotheliom. Drei Wochen später war er tot. Meine Recherchen über Positive Psychologie und innere Stärke halfen mir, mich nicht unterkriegen zu lassen, sondern mich weiterzuentwickeln. Das Buch und meine Mission, die persönliche Entwicklung von anderen zu fördern, wurden für mich noch wichtiger. Das und die Begleitung meiner Tochter ins Leben hinein sind seither mein »Warum«, der Sinn meines Lebens.

Sinnvoll oder unbedeutend?

Völlig zu Recht schrieb Friedrich Nietzsche: »Wer ein Warum hat, dem ist kein Wie zu schwer.«

Indem sich Menschen dafür entscheiden, aus den Dingen, die sie ertragen mussten, Sinnhaftigkeit und Identität zu beziehen, machen sie aus sinnlosen Qualen etwas Bedeutsames – sagt Andrew Solomon, Professor für klinische Psychologie. So kann man selbst die schlimmsten Erfahrungen in ein »Narrativ des Triumphs« ummünzen und so zu einem besseren Menschen werden.

Durch die Verwandlung eines Traumas in einen Katalysator für Entwicklung und Bedeutung lässt sich der Abgrund der Trauer vermeiden. So kann Gutes aus etwas Schlechtem entstehen. Und das geschieht auch oft. Mit meinen Eltern wäre mein Leben anders verlaufen als ohne sie. Ob ich dann aber auch denselben Weg eingeschlagen hätte, ist fraglich.

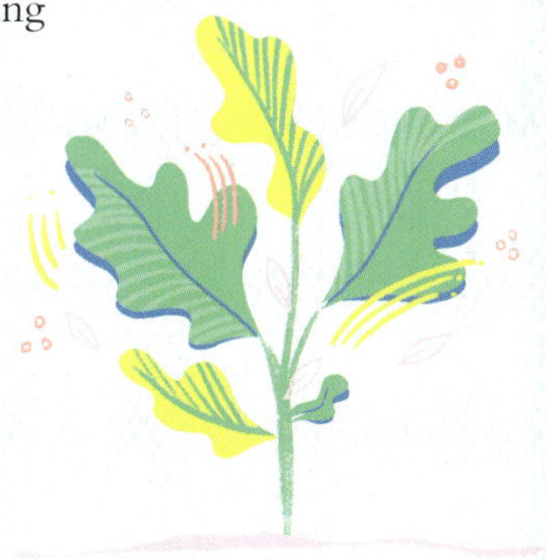

Aus den erwähnten Studien über posttraumatisches Wachstum (PTW) geht hervor, dass Menschen, die aus ihren Nöten etwas Sinnvolles machen, gewöhnlich mehr innere Stärke entwickeln.

Nehmen wir zum Beispiel Joe Kasper. 2011 starb sein Sohn Ryan mit neunzehn an der Lafora-Krankheit. In einer Studienarbeit über verwaiste Eltern schrieb Kasper, dass ein Kennzeichen posttraumatischen Wachstums darin besteht, etwas zu tun. Er selbst entschied sich dafür, den Master in Positiver Psychologie anzustreben. In diesem Zusammenhang entwickelte er 2013 ein Konzept, das ohne den Tod seines Sohnes nie entstanden wäre. Gewissermaßen als Teil von Ryans Vermächtnis hilft es seither anderen, sich nach einem Trauma persönlich weiterzuentwickeln und ihrem Leben einen tieferen Sinn zu verleihen.

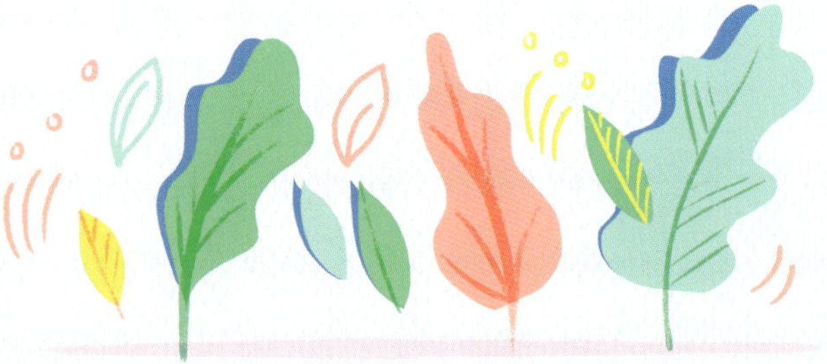

Co-Destiny

Der therapeutische Prozess, den Kasper entwickelte, heißt »Co-Destiny« und ermöglicht persönliches Wachstum nach dem Verlust eines geliebten Menschen, indem er Hinterbliebenen hilft, die Geschichte des Verstorbenen im eigenen Leben weiterzuschreiben. Kasper sagt sinngemäß:

Co-Destiny bedeutet, dass man durch Gutes-Tun im Namen des Toten einen Beitrag zu dessen Vermächtnis leisten kann. Dieser Gedanke hat mir nicht nur geholfen, den Tod meines Sohnes zu verkraften, sondern er ließ mich nach der Tragödie auch wachsen.

Indem er seine Reaktion auf das Trauma neu ausrichtete und sich durch sein Tun weiterentwickelte, verlieh Kaspar seinem Leben einen Sinn, den es ohne die Katastrophe nie gehabt hätte. Zudem konnte er schon vielen helfen, die eine schlimme Tragödie durchmachen mussten.

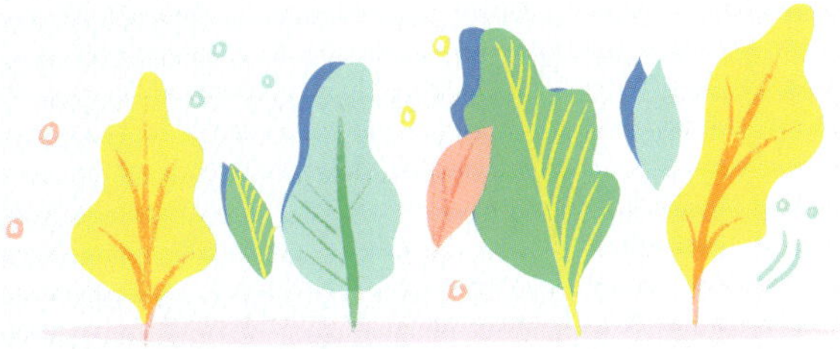

Ryan posthum noch etwas Gutes tun zu können, indem er in seinem Namen Gutes tut, motiviert Kasper bis heute.

Indem sie ihrem Leiden einen Sinn geben, können viele Überlebende persönlich wachsen. Bedeutsame Qualen sind leichter zu ertragen als sinnlose.

Ein sinnvolles Leben heißt letztlich, ein Gefühl von Bedeutsamkeit zu haben. Für unser Wohlbefinden ist dies wichtiger als Erfolg, denn es zeigt, dass es auf uns ankommt: als Lehrkraft, Mutter, Vater, Autorin oder in welcher Rolle auch immer. Es lässt uns wachsen und gibt uns einen festen Platz im Leben. Je mehr wir spüren, dass wir einen positiven Einfluss haben, desto besser fühlen wir uns.

Oder wie es der Neurologe Viktor Frankl ausdrückte: »Äußere Krisen bedeuten die große Chance, sich zu besinnen.«

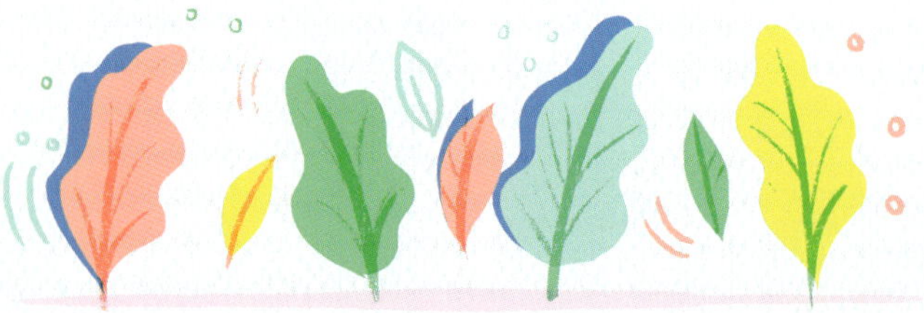

AKTIVITÄT:
Sinnfindung

Können Sie in den Widrigkeiten, die Sie erlebt haben, einen gewissen Sinn erkennen? ....

Worin besteht aktuell Ihr persönliches »Warum«? Ist es womöglich Ihr Nachwuchs, Ihre persönliche Entwicklung oder dass Sie anderen helfen können? ....

Neue Möglichkeiten erkennen

Ein Mehr an Bedeutungsgehalt und größere Wertschätzung des Lebens nach der Katastrophe erzeugen einen Dominoeffekt, weil sie die Offenheit für neue Möglichkeiten vergrößern: Wir wollen unsere Zeit optimal nutzen und einen Beitrag leisten.

Die Chancen dieses neuen Lebens können uns motivieren und antreiben. An die Stelle von Plan A tritt Plan B oder C oder … Statt uns mit dem »Was wäre gewesen, wenn …« aufzuhalten, fokussieren wir uns auf das, was sein könnte. Statt Energie in Wünsche zu investieren, entwickeln wir Neugier auf das, was ist, und auf die Person, zu der wir werden können.

Wer sich nach einem Trauma weiterentwickelt, öffnet die Tür und betritt ein neues Leben mit all den wunderbaren Möglichkeiten, die es bietet.

Ich hoffe, dass Sie durch die Lektüre dieses Buches offener für all die Möglichkeiten geworden sind, den Herausforderungen des Lebens mit mehr Selbstvertrauen entgegenzutreten. Dass Sie Ihre Reaktion auf Schwieriges fortan wählen können, sich danach schnell erholen und über sich hinauswachsen. Mögen Sie Ihr Denken, Fühlen und Handeln so verändern, dass es Ihnen dien-

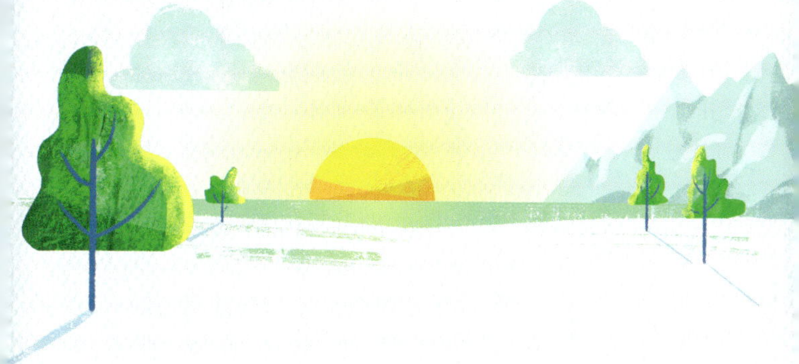

licher wird. Und mögen Sie dadurch immer besser in der Lage sein, das Leben wertzuschätzen und es zu bewältigen, was auch geschieht.

»Mut entwickeln wir nicht, indem wir täglich strahlen vor Glück, sondern indem wir schwere Zeiten überstehen und Widrigkeiten bewältigen.«
BARBARA DE ANGELIS

Dank

Danke, James, dass du schon zwei Jahrzehnte lang für mich da bist. Deine Unterstützung bedeutet mir mehr, als du dir vorstellen kannst. Auch dir, Brooke Denise, danke ich: weil du mein Sonnenschein warst, als sich der Himmel zuzog.

Dank an meine Seelenschwestern Jennie, Peta, Iva, Debra, Tanis, Joanna und Rebecca sowie an die »Girlies«, weil ihr mich immer unterstützt. Genau wie die Hursley Mummas, Ann, Lisa und Ella. Danke, Karen, Helen und Tantchen Issy für fast vierzig Jahre Freundschaft. Danke euch ALLEN für eure Inspiration, euer Mitgefühl, die Liebe und das Lachen. Vor allem aber dafür, dass ihr mir helft, die Beste zu werden, die ich sein kann.

Danke, Leanne und Stephanie, dafür, dass ihr an mich geglaubt habt. Alex und Abi für Superleistungen in Sachen Redaktion und Illustration. Emiliya, dir Dank für deine Weisheit und alles, was ich über die Positive Psychologie von dir gelernt habe.

Posthum danke ich schließlich meinen wunderbaren Eltern Denise und Roger Rickman. Ihr habt mich mit allem ausgestattet, was ich brauchte, um euren Verlust zu verkraften und nicht daran zu zerbrechen, sondern zu wachsen. Danke, dass ihr mich zu einem Menschen habt werden lassen, der anderen beim Aufblühen und Gedeihen hilft und dabei unsere gemeinsame Geschichte weiterschreibt.